新型コロナ医療崩壊を防げ

「松本モデル」の挑戦

中村 雅彦 著

松本市立病院
新型コロナウイルス
感染症対策本部 編

信濃毎日新聞社

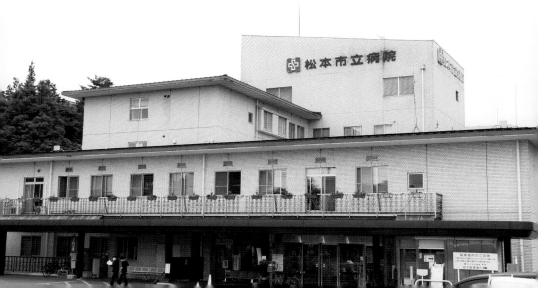

第1章　暗中模索

新型コロナウイルスの電子顕微鏡写真

（国立感染症研究所提供）

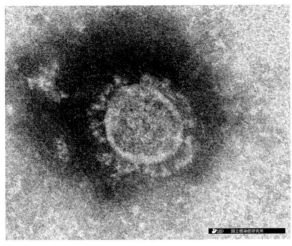

新型コロナウイルス。粒状の粒子の上にコロナウイルス特有の冠状のスパイクタンパク質がある

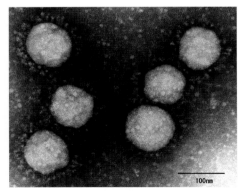

英国由来の変異株「アルファ株」。2021 年春からの第 4 波の拡大の中心となった

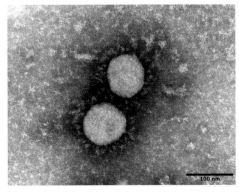

インド由来の変異株「デルタ株」。従来株より感染力が 2 倍とされ、2021 年夏の第 5 波で猛威をふるった

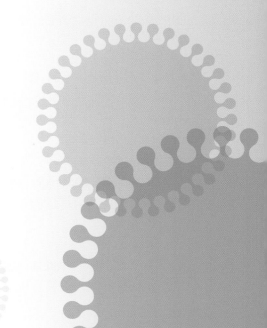

第 1 章

暗中模索

諏訪赤十字病院名誉院長
小口壽夫先生

（前略）昨晩2人入院されました。お一人は、ダイヤモンド・プリンセス号の陽性患者で、東京都○○にお住いの7○歳のご老人（男性）でした。午後4時に横浜港を出て、7時半には民間救急搬送車で到着しました。前日の15日に感冒様症状があり、PCR検査をやったら陽性だったようです。入院時はお元気で、特段の症状もなく「広い部屋で、クルーズ船より快適です」と隔離生活には慣れている様子でした。もう一人は3○歳の男性で、まつもと医療センターから相澤病院を経て感染の疑いで入院となりました。松本市在住ですが、仕事が都内で37℃後半の発熱があり、まつもと医療センターを受診されたようです。CTで両側下肺に肺炎像あり、マイコプラズマ、レジオネラ、肺炎球菌、インフルエンザは陰性だったようです。PCR検査はされず、経過観察するように言われ帰宅しましたが、改善なく相澤病院を受診し当院に紹介となりました。現在の厚労省の方針では、コロナ感染が疑われPCR検査をする場合は、隔離入院が必要とされているため、両病院ではまず入院体制が整っている市立病院での検査が望ましいと判断したようです。（中略）「疑い患者でも軽症例は、検査を行い結果が出るまでは自宅待機で可」という基準に変更して欲しいと思います。いくらベッドがあっても足りません。入院時、酸素吸入は不要でしたが、倦怠感が強く車いすでの入院でした。深夜に検体（咽頭ぬぐい液、喀痰）を提出し、本日夕方報告があり結果は陰性でした。一旦、ほっとしています。

　先生にもご心配いただいているように、スタッフは受け入れ準備段階から緊張状態にあり、疲れもピークにあります。思わぬ医療事故や自身に健康被害がないよう、体調管理に十分注意して業務にあたるよ

うに、今朝の部署長ミーティングで澤木先生とともに話をしました。「自身の安全を確保しつつ、患者の命を守る」医療者としてのプロ意識を持ち、全員の力でこの局面を乗り切りたいと思います。感染症指定医療機関でもある当院のチーム医療の真価、進化がまさに問われる場面だと思います。全国ではすでに様々な風評被害や、身勝手な中傷もあるようです。

　昨晩は、3階病棟の看護師も落ち着いて対応しており、頼もしく感じました。きっと感染症病院は、中国・武漢市のように造ろうと思えば、短期間で建物は完成するでしょう。しかし、長年にわたって培ってきた感染症対策のノウハウ、職員教育などは一朝一夕で真似の出来るものではありません。2009年の新型インフルエンザまん延以来の澤木先生、藤原看護師の10年以上にわたる活動に改めて感謝しています。

　新型コロナの影に隠れて、インフルエンザのB型が流行っているようです。先生におかれましても、くれぐれもご自愛ください。

　2020年1月27日、私が諏訪赤十字病院の小口壽夫名誉院長に宛てた手紙である。松本市立病院は2014年から5年間経営赤字が続いており、2018年10月から諏訪赤十字病院の小口壽夫先生を迎え、経営改革の途上にあった。病院の組織改編、職員の意識改革を進め1年4か月が経ち、診療単価の上昇とともに病床利用率も急回復し、半期ベースでみると2期連続で黒字化を達成していた。その後も改善基調が続いており、年度末を2か月残し2019年度も通期でも黒字の見通しとなっていた。前年の12月に中国・武漢市で新型コロナウイルス肺炎が報告され、わが国でも1月16日に最初の感染者が横浜で確認された。1月末には世界保健機構（World Health Organization；WHO）から緊急事態宣言が発令される中、市立病院でも2月5日に「新型コロナウイルス感染症対策本部」を立ち上げ、対応にあたった。同日の第1回本部会議では保健所との協議を受け、「帰国者・接触者外来」の立ち上げと、患者受け入れ病棟の整備を進めることが決まった。

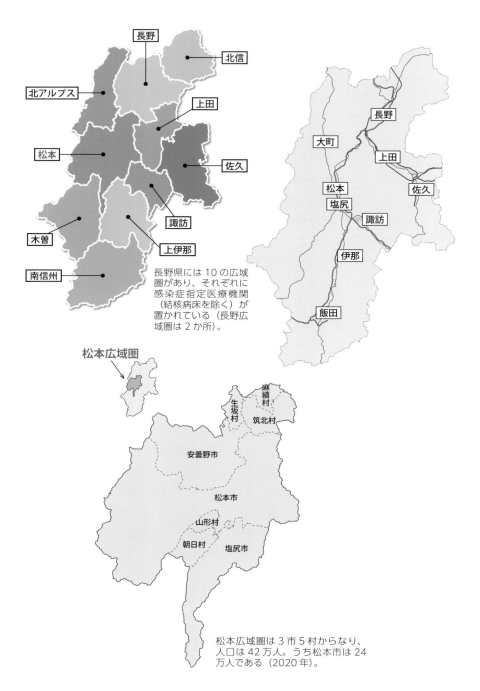

長野

北信

北アルプス

上田

松本

佐久

木曽

諏訪

上伊那

南信州

長野県には 10 の広域圏があり、それぞれに感染症指定医療機関（結核病床を除く）が置かれている（長野広域圏は 2 か所）。

大町

長野

上田

松本

塩尻

佐久

諏訪

伊那

飯田

松本広域圏

安曇野市

生坂村

麻績村

筑北村

松本市

山形村

朝日村

塩尻市

松本広域圏は 3 市 5 村からなり、人口は 42 万人。うち松本市は 24 万人である（2020 年）。

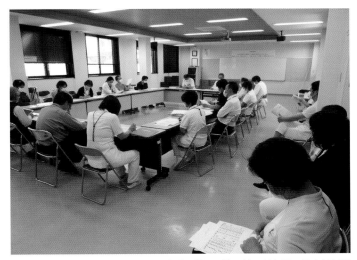

新型コロナウイルス感染症対策本部会議の様子。第1波では毎日、第2波以降は週2日（月、木）、午後12時30分から1時間程度行っている。入院患者全員の経過報告や当日外来の受診状況の報告に続き、各部署から出される対策に関する全ての課題を検討し、最終判断する。22人の常任委員のほか関連部署や主治医の出席もあり、多い日は35人に達した。

　対策本部長は病院長が務め、副本部長には感染対策室の澤木章二医師が就いた。澤木医師は、循環器内科医であるが2005年に当時の波田総合病院に赴任以来、長年にわたりインフェクションコントロールドクター（感染制御医：Infection Control Doctor；ICD）として感染対策室長を務め、松本広域圏の新型インフルエンザ・新興感染症対策委員会で副委員長（委員長：信州大学附属病院・本田孝行感染制御室長、病態解析診断学教授）も兼務するなど、市立病院の感染症対策を主導するとともに、松本広域圏での連携体制づくりに関わっていた。将来を見据えた深く冷静な観察力を持つ一方、情にも厚く診療部医師をはじめ多くの職員から人望を集めていた。私は当時副院長で、2月末に退任する高木洋行病院長の後を受け、2月25日から対策本部長を務めることになった。

　対策会議では、2月3日から横浜港に寄港している大型クルーズ船「ダイヤモンド・プリンセス号」内で集団発生が起きており、神奈川県内の医療機関への搬送が始まっているとの情報もあった。最終的に3,711人の乗客乗員のうち

712人が感染したダイヤモンド・プリンセス号での患者は、首都圏内だけでは受け入れが困難となり、市立病院でも2月16日に1人を受け入れた。同日には新型コロナウイルス感染症が疑われる患者（いわゆる疑似症患者）の入院もあり、感染リスクと隣り合わせの不安と緊張の中で「未知のウイルスとの闘い」が始まった。

　松本市立病院は長野県内に11ある感染症指定医療機関の1つであり、2001年に第二種感染症指定医療機関（病床数6床）の指定を受けている。当時の2類感染症は、コレラ、細菌性赤痢、腸チフスなどの消化器感染症（現在の3類）で、その後、2003年に重症急性呼吸器症候群（Severe Acute Respiratory Syndrome；SARS）、2009年新型インフルエンザ、2012年中東呼吸器症候群（Middle East Respiratory Syndrome；MERS）の発生を受け、感染症法の改定により、これらの呼吸器感染症が2類感染症に指定された。市立病院には、陰圧装置を備えた病室が2部屋あり、1部屋に3人の入院が可能であったが、新型コロナウイルスの感染拡大に対応するため、増床と疑似症患者のための個

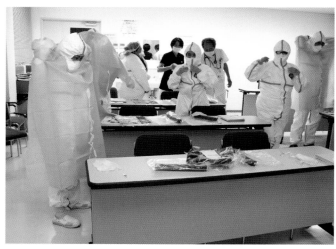

新型コロナウイルスの感染拡大に備え、医師や看護師らが防護服の着脱訓練。2日間で5回実施し、専用マスクなどを着けた上で、頭部から脚までつながっている防護服を着込んだ＝2020年1月30日（信濃毎日新聞社撮影）

室確保が課題となっていた。

　新型コロナウイルスは、接触感染、飛沫感染（エアロゾル感染を含む）に
よって拡大し、麻疹や結核のような空気感染はないことから、確定患者につい
てはコホーティング（集団隔離）が可能とされていた。一方、診断が確定する
前の疑似症患者は個室管理が必須であり、多くの国内の病院と同様に市立病院
も個室が少なく、検査体制が整うまでの間、個室の確保に苦労することになっ
た。澤木医師を含め市立病院には、呼吸器内科医も感染症専門医もいない。そ
んな病院が、なぜ、どのようにして県内でもいち早く「発熱外来」「PCR 検査
センター」を開設し、松本モデルの骨格となる「入院患者 37 人受け入れ体
制」を築くことができたのか。

県内最初の患者発生

　2020年1月16日に国内で最初の患者が報告されて以後、感染者は漸増し、2月末には国内発生数は200人を超えていた。2月13日には肺炎で死亡した神奈川県の80代女性が、新型コロナウイルスに感染していたことが確認され、国内最初の死者となった。女性は日本国籍で渡航歴はなく、東京都内でタクシー運転手をする義理の息子の感染も判明した。ダイヤモンド・プリンセス号に災害派遣医療チーム（Disaster Medical Assistance Team；DMAT）の一員として派遣され、医療活動に従事した30代男性看護師の感染などが次々と明らかになり、市立病院内でも危機感は高まっていった。

　また、中国の湖北省、浙江省から帰国した人、あるいはこれらと接触した人の感染が報告される一方で、感染経路が不明な症例の報告も始まった時期である。さらに、和歌山県の済生会有田病院で2月13日に50代の男性外科医の感染が判明し、その後、同僚医師1人、入院患者3人の計5人の感染が確認され、国内で最初の院内感染が発生したことは大きな衝撃となった。

　長野県内で最初の患者は、60代男性で発症する1週間前に仕事で北海道、都内での滞在歴があった。2月中旬に発熱の他、水様性の下痢や腹痛で発症し開業医を受診した。その後も発熱が続くため、保健所の調整で2月24日に当院を受診した。初診時も下痢が続いており「食べるとすぐに下す」状態で、痰はわずかに絡む程度であった。咳嗽や咽頭痛といった新型コロナウイルス感染症に特有な呼吸器症状は乏しく、当直医も当初、急性胃腸炎を疑って治療を開始した。冬場に流行するインフルエンザ、マイコプラズマ、ノロウイルスの迅速検査は陰性だった。

　当時、北海道は武漢市からの観光客の感染確認を発端に、道内で感染が急拡大しており国内で最初の流行地となっていた。移動歴があることから、半信半疑のままCT検査を行ったところ、新型コロナウイルス肺炎に特徴的な両側肺野に多発するすりガラス陰影を認めた。画像を確認した当直医は、「頭の中が真っ白になり、呆然とした」と当時を振り返る。PCR検査のため鼻咽頭ぬぐ

い液を採取し、疑似症患者として個室に隔離入院となった。翌日、至急で依頼した検査の結果が判明し、恐れていた陽性が判明した。新型コロナウイルスは、「呼吸器症状ばかりでなく、多彩な症状を呈する厄介なウイルス」との認識を新たにし、以後、診察時の感染予防の徹底や鑑別診断をする上での大きな教訓となった。その後、全国でも味覚・嗅覚障害、髄膜脳炎といった脳神経症状や、脳梗塞・心筋梗塞等の血栓症、多臓器不全を生じる免疫暴走（サイトカインストーム）といったこの感染症の複雑な病態が次々と明らかになっていった。

　松本広域圏での患者受け入れ体制に関する会議は、第1回目が2月5日に松本保健所で開催されたが、2月25日の県内初の患者や重症患者の発生を受け、以降は頻回に開催されることになった。4月25日の松本広域圏救急・災害医療協議会で最終的に松本医療圏の連携体制（いわゆる「松本モデル」）が成立するまでの間に、全体会議が6回、産婦人科分科会が2回行われた。

　全体会議は、市立病院を含む信州大学附属病院、県立こども病院、相澤病院、

新規入院患者数の推移（2020年2月16日～2021年2月15日）

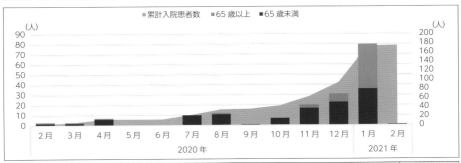

年　月	2020年											2021年	
	2月	3月	4月	5月	6月	7月	8月	9月	10月	11月	12月	1月	2月
新入院患者数	3	3	7	0	0	10	12	1	7	20	31	80	1
65歳未満	2	2	6	0	0	10	11	1	7	17	23	36	1
65歳以上	1	1	1	0	0	0	1	0	0	3	8	44	0
累計入院患者数	3	6	13	13	13	23	35	36	43	63	94	174	175

2020年2月16日にクルーズ船からの陽性患者を受け入れて以来、1年間で175人の入院患者を受け入れた。5、6月は入院患者がなく、第3波となった11月以降に急増しており、2021年1月は80人の新規入院があった。高齢患者も増えており、1月は80人中44人（55%）が65歳以上であった。

まつもと医療センター、松本協立病院、安曇野赤十字病院、丸の内病院、藤森病院の9病院が対象であったが、信州大学附属病院、県立こども病院については全県レベルでの対応になることから、おもに7病院で議論が進められた。相澤病院、まつもと医療センター、松本協立病院、安曇野赤十字病院と市立病院を合わせた5病院は感染症定点病院、丸の内病院、藤森病院の2病院は協力病院と呼ばれていた。

感染症定点病院

　感染症法に基づいて、対象の感染症を診断した際には届け出が必要とされている。集計結果は、発生動向調査として毎週公表されている。感染症の発生や流行状態を把握し、まん延を防ぐための対策や、国民へ情報提供を目的としている。届出には、すべての医師が行う感染症（全数把握）と、指定した医療機関のみが行う感染症（定点把握）がある。

① 全数把握

　　すべての医師が、対象の感染症の診断を行った際に、所定の届出様式により最寄りの保健所に届け出る。対象となる疾患は、1から5類感染症である。

② 定点把握

　　定点として指定された医療機関は、対象の感染症の発生状況を指定の期間（週または月）ごとにとりまとめて、保健所に届け出る。対象となる疾患は、5類感染症の一部（インフルエンザ、RSウイルス感染症、手足口病など）、特定の感染症と診断し得ない疑似症（法第14条第1項に規定する疑似症）である。

発熱外来開設

　国は 2020 年 1 月 28 日に新型コロナウイルス感染症を「指定感染症」とし、2 月 1 日には各都道府県の 2 次医療圏ごとに「帰国者・接触者外来」を開設すること、各保健所に「帰国者・接触者相談センター」を設置するように通知した。

　市立病院も当初は、保健所からの連絡のあった疑い患者を感染制御医（ICD）3 人、感染制御看護師（Infection Control Nurse；ICN）2 人が交代で、一般患者とは別の待機室で診察を行っていた。厚労省から疑い例の定義（症例定義）が示されており、まだ陽性患者の少ない時期は、該当者は待機室で診察し、発熱があっても定義に該当しない受診者は一般外来で診察を行っていた。最初の定義は、次の I、II を満たす者とされていた。

I　発熱（37.5℃以上）かつ呼吸器症状を有している。
II　発症から 2 週間以内に、以下の(ｱ)、(ｲ)の曝露歴のいずれかを満たす。
　(ｱ)　武漢市を含む湖北省への渡航歴がある。
　(ｲ)　「武漢市を含む湖北省への渡航歴があり、発熱かつ呼吸器症状を有する人」との接触歴がある。

　待機室は一般外来の入り口である正面玄関から離れ、外からも出入りが可能な 1 階の倉庫（18㎡）を改装して診察を行った。その後、海外では感染が急速に拡大し流行地の定義も浙江省、韓国、イラン、イタリアなど順次拡大された。国内でも、北海道が感染増加により独自で緊急事態宣言を 2 月 28 日に発出するなど、すでに感染経路が不明な症例が首都圏や大都市部で増加していた。

　3 月 11 日には WHO が、パンデミックを宣言するに至った。「移動歴」「接触歴」に関わらず発熱者を一般患者と分けて診察する必要があり、市立病院では、翌 12 日に「帰国者・接触者外来」を「発熱外来」として診療を拡大した。待機室を含め周囲を整備し、受付、PCR 検体採取、診察スペースを確保した。病院正面玄関入り口で、すべての入館者に対して発熱の有無、移動歴、接触歴

の有無でトリアージを行い、疑い患者は院内に入らずに発熱外来に行く動線とした。

　発熱外来担当は、内科（消化器科、循環器科、内分泌・糖尿病科、腎透析科）医師9人、外科医師5人、救急科医師1人の計15人で、午前・午後それぞれ2人ずつ交代で担当した。看護師は藤原と池田の2人のICNが中心となり、患者の受診状況により一般外来から2〜4人の看護師が交代で応援に入った。3月中は県内発生も比較的落ち着いており、1日の外来受診者は5〜10人程度で、ほとんどが疑似症であった。

　しかし4月に入ると、7日に首都圏の1都3県ならびに大阪、兵庫、福岡に1回目の緊急事態宣言が出されるなど感染が急拡大し、市立病院でも発熱外来受診者が10人を超える毎日が続いた。また、マスクやフェイスシールド、アイソレーションガウンなど、診療に必要な防護具不足が深刻になり、診療体制の見直しを余儀なくされた。多くの患者に対応するため、軽症者は車内診察とし、受付時に渡したタブレット端末を使って診察室の医師とオンラインで診療を行った。タブレット端末の操作に慣れない患者は、携帯電話での診察となった。症状の強い患者は、診察室内で防護服を着て診察を行ったが、患者が増えるにしたがい診察スペースも不足し、4月20日には診察室前の駐車場に、酸

発熱外来患者数（2020/4/20 〜 2021/3/31）

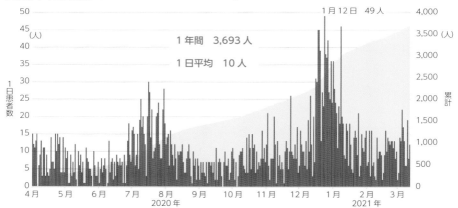

統計を取り始めた2020年4月以降の1年間で、発熱外来を3,693人が受診した。第2波の7〜8月は、1日の受診者が20人を超える日が多く、年末年始（第3波）にはさらに急増し、1月12日には過去最高となる49人を記録した。

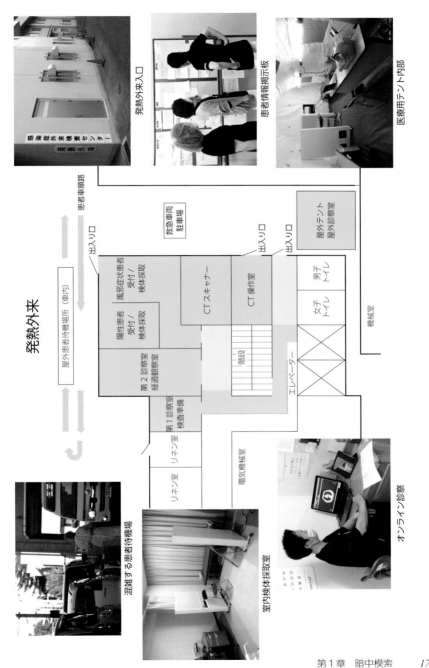

発熱外来

発熱外来入口

患者情報掲示板

医療用テント内部

患者車動線

出入口

屋外患者待機場所（車内）

救急車両
駐車場

出入口

出入口

屋外テント
屋外診察室

風邪症状患者
受付/
検体採取

陽性患者
受付/
検体採取

第2診察室
経過観察室

CTスキャナー

CT操作室

女子
トイレ

男子
トイレ

機械室

第1診察室
検査準備

リネン室

リネン室

階段

エレベーター

電気機械室

混雑する患者待機場

室内検体採取室

オンライン診察

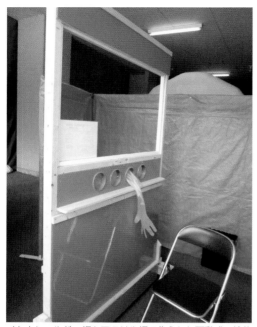

イトウシールド。板とアクリル板で作られた可動式の検体採取装置。検者は四つの穴の最適な位置から長手袋を介して、椅子に座った患者から検体を採取する。長手袋の上に二重に手袋を着け、患者ごとに交換する。内科の伊東哲宏医師が設計し、営繕担当者が作成した

素投与、点滴も可能な災害時医療用エアーテント2基を設置し診療にあたった。PCR検体採取もドライブスルー方式の他、内科医師が設計した可動式の高さ2m、幅1.5m程のアクリル板（通称イトウシールド）が活用された。

　発熱外来には、「まだ診断がついていない発熱患者」「濃厚接触が疑われ検査目的に受診する者」「すでに感染が確認されており重症度判定が必要な患者」が受診するため、動線が混在しないように診察には大変な気を遣う。防護具を着用した複数の外来看護師が役割を確認しながら、手際よく患者ごとに手袋を交換し、診察の都度、環境を消毒しながら誘導に当たった。特に開業医や他の病院で陽性と判定された患者が、入院が必要か否かを決める重症度判定には、採血のほか肺炎の程度を判定するCT検査は必須であり、時間もかかるため感染対策を講じながらの診療には大変な労力を要した。第2波の8月には、1か月で440人の患者が発熱外来を受診し、多い日には30人を数えた。屋外は日差しも強く、ユニフォームの下は汗まみれの毎日が続いた。

　10月に入ると、冬に向けて発熱外来を屋内に移設する作業が始まった。現在の病院は1985（昭和60）年に現在地に移転新築されたが、梓川の浸食によってつくられた河岸段丘にあり、アルピコ交通上高地線と用水路である波多堰に挟まれた狭い土地に立っている。建物の老朽化もさることながら、会議室や研修室が少なく、委員会などの開催時には、部屋の確保に苦労していた。移

設場所として、職員や患者の移動が便利な正面玄関脇の事務棟を改築する案も出されたが、CT撮影や入院時に一般患者と動線が重なる危険があることから断念した。

　結局、診察室周りのカルテ保管庫、外来職員休憩室、ボランティア作業室を別の場所に移動し、発熱外来スペースを拡張した。膨大な古い紙カルテやフィルムの整理、壁紙の張り替え、コンクリート壁を打ち抜き出入り口ドアを作るなど、大掛かりな移設工事は1か月程かかり、11月2日から屋内での診察が始まった。拡張した発熱外来には、現在、二つの受付と二つの診察室（経過観察室を含む）、および2021年3月に新規導入した専用のCTスキャナーが整備されている。

感染症管理区域

コロナ患者を病棟で受け入れるためには、一般患者と隔離された感染症管理区域を設定する必要がある。区域はグリーンゾーン（清潔区域）、イエローゾーン（準清潔）、レッドゾーン（汚染区域）からなる。

グリーンゾーンは、ナースステーション、休憩室、更衣室、物品庫などからなり、感染源がないことが前提で、必要時には薬剤師や事務員など一般職員も出入りする。頻回に環境整備を行い、意識して清潔な状態を保つ必要がある。レッドゾーンは感染者の入院区域で、患者が使用するトイレやシャワールームも含まれる。手袋、帽子、マスク、アイシールド、ガウンなど防護具を身につけて立ち入る区域である。イエローゾーンはグリーンとレッドの境界にあたり、防護具を脱衣する区域である。患者が出すゴミを段ボール箱に収納し、感染力がなくなるまで一定期間保管する中間貯蔵庫も置かれる。また、物品や検体の受け渡しも行われるゾーンでもある。

立ち入る職員の動線は、グリーン（着衣）→レッド→イエロー（脱衣）→グリー

1日入院患者数の推移と感染症管理区域パターン（2020年2月16日〜2021年2月15日）

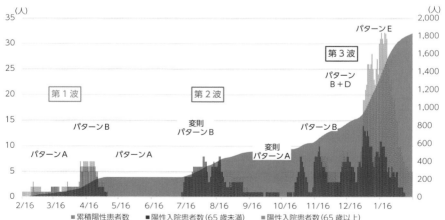

感染の流行状況により受け入れパターンを変更した。第1波はパターンA（10人受け入れ）、B（16人受け入れ）で対応し、感染爆発期（ステージ4）となった第3波では、「入院病床調整計画」に従いパターンE（37人受け入れ）体制とした。

ンの One way（一方通行）が理想とされているが、部屋・廊下の配置が狭隘<ruby>狭隘<rt>きょうあい</rt></ruby>な病院が多く、市立病院でもグリーン（着衣）→イエロー→レッド→イエロー（脱衣）→グリーンと双方向のパターンをとっている。この場合、イエローゾーン内は動線が交差することになるので、汚染物品の管理や環境の消毒など特に注意が必要になる。脱衣時に防護具の外側に触れることや、脱衣後に汚染されている用具や壁への接触が原因と考えられる院内感染も報告されている。

　新型コロナウイルスは空気感染をしないことから、必ずしも陰圧室は必要なく、一般病室を転用した多床部屋での複数人隔離でも良いとされている。しかし、診断が確定しない疑似症者は個室が必須である。市立病院の受け入れは、パターンA（10床）、パターンB（16床）、パターンC（37床）の3つを基本形とし感染まん延度に応じて変更している。変則を含めると今まで、10のパターンで運用してきた。入院患者の受け持ちは内科医師（7人）と外科医師（4人）の11人で三つのチームを作り担当することになった。病棟看護師は最少受け入れのパターンAの場合、5人の専従職員でスタートした。

感染症病棟

パターンB

個室　4人　(35床 close)
大部屋　12人
(16人受け入れ)

345 トイレ・シャワー室	346	347	348 NS/準備室	扉				

350	351	352	353	355 NS/準備室	HCU-4	HCU-3	HCU-2	HCU-1
個室				イエロー		扉		

345 トイレ・シャワー室	346	347	348 NS/準備室	扉	トイレ（男女）	浴室	器材・処置室	ナースステーション
多床室（3人/室）		イエロー		←防火扉				
343 トイレ・シャワー室	342	341	340 仮眠/休憩室	338	337	336	335	333	332	331

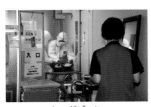

レッドゾーン
奥のレッドゾーンでは防護服を着た看護師が、注意深く業務を行っている

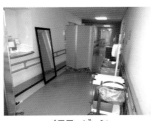

イエローゾーン
大きな姿見で確認しながら、防護服を脱ぐ。アルコールディスペンサーや汚染物を入れる収納ボックスが置かれている

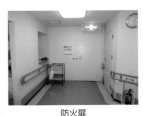

防火扉
パターンBでは、防火扉の奥が感染症管理区域になる。手前は一般病室である

パターン A

個　室　4人
（10人受け入れ）　大部屋　6人　（19床 close）

350	351	352	353	355 NS/準備室	HCU-4	HCU-3	HCU-2	HCU-1

個室　／　イエロー　／　扉

西

345(3床)	346 NS/準備室	347	348	扉	トイレ（男女）	浴室	器材・処置室	ナースステーション
多床室　イエロー　←扉								東
343(3床)	342 仮眠/休憩室	341	340	338	337	336	335	333	332	331

最も基本的なパターンで、個室に 4 人、多床室 2 部屋に 6 人の合計 10 人までの受け入れが可能である。患者が少ない散発期（ステージ 1）の際に使われる。

パターン B

個　室　4人
（16人受け入れ）　大部屋　12人　（35床 close）

350	351	352	353	355 NS/準備室	HCU-4	HCU-3	HCU-2	HCU-1

個室　／　イエロー　／　扉

345 トイレ・シャワー室	346	347	348 NS/準備室	扉	トイレ（男女）	浴室	器材・処置室	ナースステーション
多床室（3 人/室）		イエロー	←防火扉					
343 トイレ・シャワー室	342	341	340 仮眠/休憩室	338	337	336	335	333	332	331

343、345 を男女別のトイレ・シャワールームとして使う。341、342、346、347 号の 4 部屋は、元来 4 人部屋であるが狭隘化を避けるため 3 人で使用する。多床部屋に 12 人、個室に 4 人の合計 16 人が受け入れ可能である。漸増期（ステージ 2）で採用されることが多かった。

パターン C

個　室　4人
（37人受け入れ）　大部屋　33人　（49床 close）

350	351	352	353	355 NS/準備室	HCU-4	HCU-3	HCU-2	HCU-1

個室　／　イエロー　／　扉

345	346	347	348	扉	トイレ（男女）	浴室	器材・処置室	ナースステーション
多床室（3 人/室）						イエロー		←扉
343	342	341	340	338	337	336	335	333 NS/準備室	332	331

急増期（ステージ 3）以上で使われる。37 人の受け入れが可能である。HCU（集中治療室）4 床と、331 号（個室）、332 号（4 人部屋）を一般患者用に残すことで、重症患者や手術後の患者の受け入れが可能になる。しかし、同一病棟内に感染症管理区域と一般患者病床があるため、院内感染にはより厳重な注意が必要になる。

パターン E

個　室　4人
（37人受け入れ）　大部屋　33人　（58床 close）

350	351	352	353	355 NS/準備室	HCU-4 使用不可	HCU-3 使用不可	HCU-2 使用不可	HCU-1 使用不可

個室　／　イエロー　／　扉　／　←扉

345	346	347	348	扉	トイレ（男女）	浴室	器材・処置室	ナースステーション準備室
多床室（3 人/室）						イエロー		←扉
343	342	341	340	338	337	336	335	333	332 仮眠/休憩室	331 休憩室

37 人の受け入れが可能で、パターン C と異なり HCU（集中治療室）4 床と、331 号（個室）、332 号（4 人部屋）も感染症管理区域とするパターンである。HCU4 床が使えなくなるため、重症患者や手術後の患者の受け入れが不可能になる。しかし、一般患者の入院がないため、感染リスクのコントロールが容易になる。いわゆる最終形で、今回の第 3 波（爆発期：ステージ 4）では、このパターンをとった。最大時には、37 床のうち 36 床が埋まった。

レッドゾーン	患者入院区域（多床室）
レッドゾーン	患者入院区域（個室）

イエローゾーン　境界域　　グリーンゾーン　清潔区域　　　　　　　　一般患者入院区域

3密による感染拡大

　国内で最初に感染が拡大したのは北海道であった。2020年1月28日に観光目的で訪れていた中国・武漢市に住む40代の女性の感染が判明した。その後、2月14日に初めて道内在住の男性の感染が確認されると、複数のクラスター発生もあり急速に全道に拡大し、2月末には累計で50人を超え、都道府県で最多となっていた。北海道の鈴木知事は2月28日、新型コロナウイルスの感染が道内で広がっているとして、同日から3週間の間、「緊急事態宣言」を出し道民に向けて、外出を控えるよう呼びかけた。

　一方、首都圏や大都市部でも患者が漸増し、経路不明例やクラスターの発生が続いていた。安倍首相（当時）は感染拡大を抑制するため、2月26日に全国で大規模イベントの自粛を要請し、翌27日には全国の小中高校を臨時休校するように要請した。新型コロナウイルス対策の専門家会議は、3月2日に「今後1、2週間が感染拡大のスピードをおさえられるかどうかの瀬戸際だ」

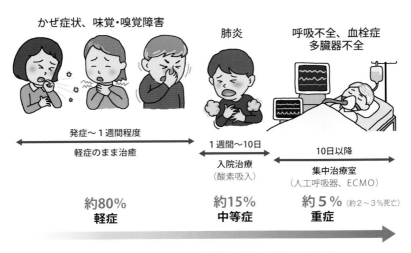

かぜ症状、味覚・嗅覚障害　　　　　肺炎　　　　呼吸不全、血栓症 多臓器不全

発症〜1週間程度
軽症のまま治癒

1週間〜10日
入院治療
（酸素吸入）

10日以降
集中治療室
（人工呼吸器、ECMO）

約80%
軽症

約15%
中等症

約5%（約2〜3%死亡）
重症

新型コロナウイルス感染症は、かぜ症状や味覚・嗅覚障害など、軽い症状が1週間ほど継続して、多く（8割）は治癒する。ところが1週間ほどして急に肺炎症状が悪化し、酸素吸入が必要になり（15%）、さらに人工呼吸器やECMO治療が必要な状態（5%）に進行する。

とする見解を示した。この中で、若者は重症化する割合が非常に低く、無症状または症状の軽い人が気づかないうちに、感染を拡大してしまっている危険性を指摘した。

　さらに、これまで感染が確認された場所に共通していた、「3つの条件の重なり」を示した。①換気の悪い密閉空間、②多くの人が密集、③近距離での会話や発声（密接）のいわゆる「3密」である。専門家会議は、日常生活の中でこの三つの条件が同時に重なるような場所や場面を避ける行動をとるよう呼びかけた。具体例として、ライブハウス、スポーツジム、屋形船、ブッフェスタイルの会食、雀荘、スキーのゲストハウス、密閉された仮設テントなどを挙げ、閉鎖的な空間で人と人とが至近距離で、一定時間以上交わることによってクラスターが発生すること。そして、クラスターが次のクラスターを生むことが感

国別の感染者数、死亡者数、死亡率

国名	感染者数（人）	死亡者数（人）	死亡率（%）
アメリカ	32,421,641	577,045	1.8
インド	19,925,517	218,959	1.1
ブラジル	14,754,910	407,639	2.8
フランス	5,605,532	104,093	1.9
トルコ	4,875,388	40,844	0.8
ロシア	4,768,476	109,011	2.3
イギリス	4,420,201	127,538	2.9
イタリア	4,044,762	121,177	3.0
スペイン	3,524,077	78,216	2.2
ドイツ	3,432,676	83,292	2.4
韓国	123,728	1,834	1.5
中国	90,697	4,636	5.1
台湾	1,137	12	1.1
日本	609,352	10,433	1.7

NHK 特設サイト新型コロナウイルス　2021 年 5 月 3 日
https://www3.nhk.or.jp/news/special/coronavirus/

新型コロナウイルス感染症による死亡率は、全世界で 2 〜 3％とされる。日本の死亡率は 1.7％と韓国と同様に低い。中国、イタリア、ブラジルなど、まだ治療法が進んでいない初期に爆発的な感染が起きた国では死亡率も高い。死亡者数が最も多いのはアメリカであるが感染者数も多いため、死亡率は 1.8％である。変異株のまん延が指摘されているインドでは、死者数が急増する可能性がある。

染の連鎖を招くことを指摘した。特に、大阪府では3月6日までに31人の感染が確認されており、その大半が大阪市内の2つのライブハウスに客などとして滞在していた人と、その親族や知人だった。長野県内で報告された3例目（50代女性）も同ライブハウスを訪れていた。

　また、同専門家会議は重症化する患者についても触れた。これまでのデータでは、感染が確認された症状のある人の約80％が軽症、15％が中等症、5％が重症であること。重症化する患者も、最初は普通のかぜ症状（微熱、咽頭痛、咳など）から始まり、その段階では重症化するかどうかの区別がつきにくいこと。重症化する患者は、かぜ症状が出てから約5〜7日程度で症状が急速に悪化し肺炎に至ること——。これら新型コロナウイルス感染症の特徴が明らかになった。

　新型コロナウイルス感染症による死亡率は2〜3％とされ、季節性インフルエンザの0.1％と比較し20〜30倍である。日本の死者数は、21年4月26日に1万人を超えたが、このうちのおよそ80％は20年12月以降の死亡で、感染の急拡大があった「第3波」以降、急激なペースで増加し、「第4波」では感染力の強い変異株のまん延に伴い、さらなる増加が懸念された。

新型コロナウイルス感染症の重症度分類

重症度	酸素飽和度	臨床状態
軽症	SpO2 ≧ 96％	呼吸器症状なし 咳のみ
中等症 I	93％＜ SpO2 ＜ 96％	息切れ 肺炎所見
中等症 II	SpO2 ≦ 93％	酸素投与が必要
重症		ICU に入室 または 人工呼吸器が必要

経皮的酸素飽和度（Saturation of percutaneous Oxygen；SpO2）は、パルスオキシメータと呼ばれる簡易装置を指先、耳朶につけることで測定する。動脈血中の酸素の割合を反映するもので、酸素投与をしていない（空気）状態で、96％以上が必要である。新型コロナウイルス感染症の重症度は4段階に分類され、重症化の危険の高い中等症 II とは、空気状態で SpO2 が93％以下で、酸素吸入が必要な状態をさす。中等症 II は急変により人工呼吸器の装着が必要になるなど、予断を許さない段階である。人工呼吸器の装着のほか、集中治療室でモニター管理のもとに高流量酸素吸入などを行う症例も重症者に含まれる。

圏域外への患者搬送

　第1波では、2020年3月末までに6人のコロナ患者が市立病院に入院していたが、うち2人に重症化の危険があり、集中治療が可能な高次医療機関に転院になった。60代と70代の男性で、2人とも入院時には発熱はあるものの全身状態は落ち着いていたが、入院後3日から5日で急激に呼吸状態が悪化した症例であった。

　当時はまだ松本広域圏での重症者の受け入れ病院が決まっておらず、市立病院から80km離れた須坂市（長野広域圏）にある信州医療センター（旧県立須坂病院）に搬送することになった。市立病院からは長野自動車道を70km程走り、到着までに1時間20分程かかる。搬送も保健所の車や救急車は対応困難で、民間の救急搬送サービスを利用した。佐久市にある民間会社で、酸素吸入や人工呼吸器管理の必要な患者の搬送も可能で、ダイヤモンド・プリンセス号の患者搬送時にも県境を越えて活躍した。

　本来、結核など指定感染症の患者（疑い患者を含む）の入院や病院間の搬送は、感染症法により都道府県知事（保健所）が行う業務とされている。新型コロナウイルス感染症にも準用されていたが、当時、保健所（厚労省）は患者相談業務、疫学的調査などに多忙を極め、また、搬送車も酸素投与や急変時の気管挿管等の処置に対して装備が十分ではなかった。一方、消防救急車は管轄が総務省消防庁であることから出動が困難であった。その後、感染拡大に伴い、厚労省が保健所の移送能力を超える状況が生じた場合の患者搬送について、消防庁に協力を要請した。松本保健所と松本広域消防局では4月1日に協定が結ばれ、以後、救急車による患者搬送が可能となった。

　佐久市と松本市はいくつかの峠によって隔てられており、75km程の山道を車で1時間30分程要した。急変した患者を目の当たりにして、佐久からの到着を待つのは心臓が縮みあがる思いがした。2例とも内科医師が同乗し、酸素吸入をしながら須坂市まで向かったが、不自由な防護服を身にまとい、狭い車内で気管挿管処置をするなど急変がないように、乗車中は祈るような気持ちであったという。患者の容体が悪化してから、引き継ぎまでに実に5時間を要し

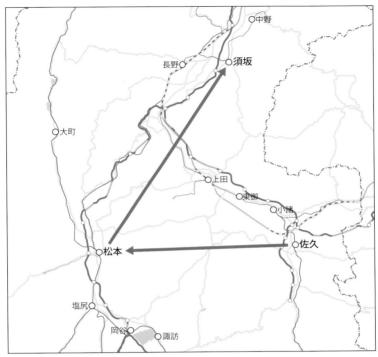

佐久市−松本市立病院（75km）、松本市立病院−須坂市（80km）を高速道路を使い圏域外に搬送した。

た。幸い無事に信州医療センターの医師に引き継ぐことができたが、松本広域圏内での連携体制づくりが急がれた。

長野県立信州医療センター

　地方独立行政法人長野県立病院機構が運営している。1948年に内科・外科の20床からなる県立須坂病院として開設された。その後、県立病院としての機能拡張と増床を進め、2017年には長野県立信州医療センターと名称変更し、25の診療科を標榜する320床の地域基幹病院となった。まつもと医療センターとともに結核病床（24床）を有し、早くからエイズ治療や海外渡航者外

来、感染症内科を開設するなど感染症医療の県内拠点病院である。県内で唯一の第一種感染症指定医療機関でもある。また、院内には長野県立病院機構本部研修センターが置かれ「県民が求める安心で質の高い医療を提供できる医療人の育成」を目指し研修医の教育にも力を入れている。

（病院情報局：2018 年度データ）

総病床数 320 床（うち一般病床数 292 床、結核病床 24 床、感染症病床 4 床）

医師数（常勤換算）49.7 人、看護師数（常勤換算）261.9 人

入院患者数（1 日平均・一般病床のみ）237 人、外来患者数（1 日平均）495 人

松本医療圏 7 病院長会議

　県内初の患者発生を受けて、2020 年 2 月 27 日に第 2 回の「新型コロナウイルス感染症対応に係る打合せ会議（松本医療圏）」が松本保健所で開かれた。

　出席者は感染症定点 5 病院、協力 2 病院の 7 人の病院長と感染症担当者であった。市立病院からは私と澤木医師、藤原看護師（ICN）が出席した。保健所から県内での発生事例の説明と、知事を本部長とする「長野県新型コロナウイルス感染症対策本部」が 1 月 29 日に設置されたこと、感染防止、県民不安の解消および適切な医療の提供等に関して助言を求めるため県内の有識者など 6 人で構成する「専門者懇談会」の設置が予定されていること――などが報告された。県内の発生は当院に入院している 2 人であったが、県内の他の感染症指定医療機関でも、横浜港に寄港したクルーズ船からの患者計 13 人をすでに受け入れていることが報告された。引き続き「松本医療圏の患者受け入れ方針（案）」が保健所から示された。

現状 (2月27日時点)		松本市立 病院	相澤病院	まつもと 医療センター	松本協立 病院	安曇野 赤十字病院	丸の内 病院	藤森病院
外来	帰国者・ 接触者外来	○	―	―	―	―	―	―
入院	疑似症	6 床	受け入れなし					
	確定患者							

○：患者受け入れ
―：保健所からの依頼時のみ受け入れ、または受け入れ軽減状態（非積極的受け入れ）

　2 月 27 日時点では、患者発生もまだ少なく感染散発期（ステージ 1）であり、すべての外来患者を市立病院の「帰国者・接触者外来」で診察していた。また、入院も疑似症患者を含め、市立病院が 6 床を上限にすべての確定患者を受け入れていた。今後、患者が増えてステージが上がった場合の受け入れ体制について、保健所から三つの案（A、B、C）が示された。

A案 （外来・入院すべて市立病院）		松本市立病院	相澤病院	まつもと医療センター	松本協立病院	安曇野赤十字病院	丸の内病院	藤森病院
外来	帰国者・接触者外来	○	—	—	—	—	—	—
入院	疑似症	6床から増床	受け入れなし					
	確定患者							

B案 （外来・入院を医療圏で分担）		松本市立病院	相澤病院	まつもと医療センター	松本協立病院	安曇野赤十字病院	丸の内病院	藤森病院
外来	帰国者・接触者外来	○	○	○	○	○	○	○
入院	疑似症	6床	○	○	○	○	○	○
	確定患者		○	○	○	○	○	○

C案 （外来は分担し、入院はすべて市立病院）		松本市立病院	相澤病院	まつもと医療センター	松本協立病院	安曇野赤十字病院	丸の内病院	藤森病院
外来	帰国者・接触者外来	○	○	○	○	○	○	○
入院	疑似症	6床から増床	受け入れなし					
	確定患者							

　Ａ・Ｃ案は、市立病院が入院患者を重症度に関わらず全て受け入れることになり、いわゆる「コロナ専門病院」を松本医療圏につくる構想である。専門病院化は、外来・入院ともにコロナ疑似症、確定患者の診療に特化することになり、一般患者の診療を中止した場合は人や物の移動も限定されるため、感染拡大や院内感染防止には理想的である。大学病院の感染症専門家や一部民間病院の医師は、必要性を強く主張し、また、マスコミの中にも同調する発言がみられた。3年前にまつもと医療センターへの統合により廃止された中信松本病院（310床）の建物を利用したらどうかとの提案もあったが、電気や上下水道などインフラの老朽化が激しく困難との結論であった。

　市立病院は「コロナ専門病院」化には、当初から反対の立場であった。中国

の武漢市や北京市のように感染症専門病院を新たに建設し、専門のスタッフを集めることができれば可能である。しかし、すでに一般診療や救急患者の受け入れを行い、地域の基幹となっている病院が一時的にせよ専門病院化することは地域医療の放棄にもつながり、住民の理解が得られないばかりか、職員のモチベーションの低下を生じ大量の離職も懸念された。コロナ禍にあっても若い医師は、手術や内視鏡検査の技術を身につけようと、自身のキャリアプランに沿って同僚と切磋琢磨し研修に励んでいる。ベテラン医師もコロナ診療を行いつつ、制約がある中でも自身の持つ専門診療を継続しコロナ終息後に備えてい

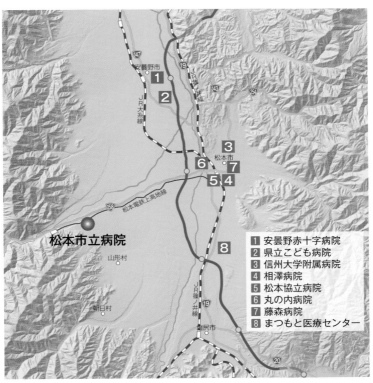

松本市立病院は、松本広域圏の最西部に位置し、唯一の公立病院であり感染症指定医療機関でもある。市街地には信州大学附属病院の他、相澤病院、松本協立病院、丸の内病院、藤森病院の4つの民間病院がある。北部には安曇野赤十字病院、南部にまつもと医療センターが位置する。

国の感染状況の4段階

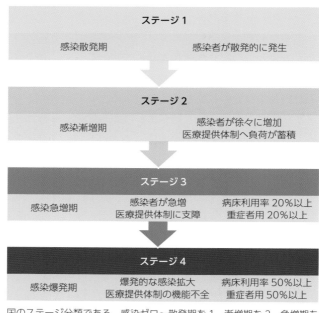

ステージ1

感染散発期　　　　　　感染者が散発的に発生

ステージ2

感染漸増期　　　　　感染者が徐々に増加
医療提供体制へ負荷が蓄積

ステージ3

感染急増期　　　　感染者が急増　　　　病床利用率20%以上
医療提供体制に支障　　重症者用20%以上

ステージ4

感染爆発期　　　　爆発的な感染拡大　　病床利用率50%以上
医療提供体制の機能不全　重症者用50%以上

国のステージ分類である。感染ゼロ～散発期を1、漸増期を2、急増期を
3、爆発期を4とする。患者数だけではなく、医療提供体制への負荷も基
準になっている。ステージ3は、全体の確保病床に対する利用率が20%
以上、重症者用病床の利用率が20%以上である。

るのである。「コロナ専門病院」化は、現場で働く医療者のキャリアプランや
アイデンティティーを傷つけるものであり、会議でも強く反対した。
　会議に臨むにあたり、私と澤木医師の考えは「市立病院がコロナ診療の中心
となり、感染まん延度に応じて6床に止まらず病床数を増やしていく。最終的
には病棟単位での受け入れも検討するが、同時に他の6病院もステージに応じ
て、外来・入院患者を受け入れる」との方針で一致していた。B案に近いもの
であった。すでに県内初の患者を受け入れて以来、重症者の圏域外への救急搬
送も経験し、院内の医師らの危機感は極めて高かった。複数のクラスターが発
生し、市中感染により患者が急増した場合には、一つの病院での対応では困難
になることは容易に想像できた。

長野県独自の感染警戒レベル（6段階）

			広域圏※	全県※	松本広域圏（人口42万）にあてはめた場合の直近1週間の新規患者数
感染警戒レベル	1	平常時	—	—	
	2	注意報	2.0人以上	1.0人以上	9人以上
	3	警報	5.0人以上	2.5人以上	22人以上
	4	特別警報（Ⅰ）	10.0人以上	5.0人以上	43人以上
	5	特別警報（Ⅱ）	20.0人以上	10.0人以上	85人以上
	6	緊急事態宣言（政府）	—	—	—

※人数は、直近1週間の人口10万当たりの新規発生患者数。

長野県独自の6段階の警戒レベルである。広域圏では、直近の1週間で人口10万あたり10人以上の発生があるとレベル4、20人以上でレベル5とする。人口42万の松本広域圏では、直近の1週間で43人の発生があるとレベル4に該当する。

　当時は、相談窓口が「帰国者・接触者相談センター」として保健所に開設され、患者を診察する「帰国者・接触者外来」を開設している病院名は非公開であった。患者はまず保健所に相談し、保健所が受診の必要があると判断した場合、紹介で外来を受診する仕組みになっていた。2009年の新型インフルエンザまん延時に、発熱患者が連絡なしに病院を受診し一般診療に支障を来した教訓からだった。

　私からは、外来は患者増により「帰国者・接触者」に限定できなくなり、いずれはどこの病院でも「発熱外来」が必要になること、さらに入院は一つの病院で軽症から重症者まで診るのは困難であり、急増期には複数の病院での受け入れが必要で、重症度別の役割分担が必要であることを説明した。検査結果が判明するまでの疑似症患者の扱いも問題となった。症状の強い患者は、急変の可能性もあり自宅待機が困難な場合が多く、入院する場合は個室隔離が必要になる。受け入れには感染者と同じゾーニングが必要で、疑似症患者の入院が増えると確定患者のベッドが不足してしまう。患者が少ないステージでは、確定例はすべて市立病院が受けるとしても、疑似症患者は各病院でも受け入れるというのが市立病院の主張であった。

全国で感染が拡大する中、未知のウイルスを相手にどの様にして松本広域圏での医療を守っていくか。対処すべきはコロナ診療だけではない。広域圏で年間に16,000件発生する救急搬送患者への対応や、がん治療も一刻の遅滞も許されない。急性期治療後の定期的な診察やリハビリテーションも重要だ。各病院とも正解のない難問に直面し苦悩しながら、真剣な議論が冒頭から繰り広げられていた。

　その中、どの病院も一番恐れているのは、やはり院内感染の発生であった。ひとたびウイルスが院内に持ち込まれると、基礎疾患のある患者、免疫力の低下している患者、高齢者の間で爆発的に感染が拡大する。外来や病棟間を行き来することの多い医師、看護師等の医療従事者によってさらに拡散され、病棟閉鎖に追い込まれる可能性もある。外来では、数少ない看護師が濃厚接触者になると2週間の自宅待機となり、業務を縮小せざるを得なくなる。救急患者の受け入れ停止や予定手術の延期、健診・ドックの停止など一般診療に与える影響は計り知れない。

　また、コロナ入院患者を受け入れるためには、一般病床を感染症管理区域として新たにゾーニングしなければならない。区域内にナースステーション、休憩室、更衣室、物品庫をつくるために空床が生じてしまう。経営的な被害は甚大となる。さらにコロナ診療にあたる職員の健康状態も心配だ。常に感染と背中合わせの過酷な業務が続く職員は、緊張の毎日で疲れも溜まりやすい。家庭内へのウイルスの持ち込みを恐れて、ホテルから通勤する職員もいる。心ない誹謗・中傷によりメンタル不調を訴え休職や離職に至る報告も後を絶たない。

　民間病院からは、一般診療への影響が大きく経営を直撃することから受け入れは困難で、公的資金（一般会計繰入金、交付税等）が投入されている公立や国立病院、税制上優遇処置のある公的病院が率先して対応すべきだ——との意見が出された。また、病院規模も小さく、集中治療室（High Care Unit；HCU、Intensive Care Unit；ICU）がないため、疑似症も含め入院受け入れは難しいことや、特定の診療機能に特化している病院もあり、突然の経営方針の変更は困難であるなど、民間病院の抱える問題点も指摘された。1年間に松本医療圏で発生する救急搬送のおよそ4割に当たる6,400件を受け入れている相澤病院は、院内感染が発生した場合には、広域圏の救急医療が維持できなくな

るとの立場から、コロナ患者の入院受け入れは困難であるとした。

　国立病院のまつもと医療センターは、HCUで重症者の受け入れを考えているが、感染者が1人でも入院すると、8床あるHCU全体が一般患者向けに利用できなくなる。病院機能を変えることになり、大変だが専門チームを編成してシミュレーションを進めるとした。公的病院の安曇野赤十字病院は、現時点では一般患者の入院も多く受け入れは困難だが、職員のコンセンサスを得るため、しばらく検討したいとの意向であった。

運命の臨時診療会議

　1920年のスペイン風邪以来100年に1度といわれる未曾有の事態に、各病院とも一般診療への影響が計り知れず、患者の受け入れには慎重な立場であった。入院受け入れのためには、病棟内に一般患者と隔離した感染症管理区域をつくる必要がある。管理区域はグリーンゾーン（清潔区域：ナースステーション、休憩室、当直室など）、イエローゾーン（境界域：防護服の脱衣場）、レッドゾーン（感染区域：患者入院区域）からなり、職員の感染リスク軽減のためには、ゆとりのあるゾーニングが欠かせない。患者用の個室の確保の他、療養環境を考えると4人部屋の収容人数を減らす工夫や、トイレ、浴室の確保も必要である。

　さらに、一般病室をナースステーションや休憩室、当直室、物品庫として転用するため、一般患者用の病床が減ってしまう。市立病院の運用パターンBでも、16人を受け入れるため35床を閉鎖することになり空床が19床生じる。また、患者が入院しているとの風評被害で、受診する患者が減ることも懸念された。そのため当時は、報道でも病院名は公表せず、「圏域内の感染症指定医療機関Aに入院した」などと病院名は伏せられていた。仮に院内感染が発生すると、最悪の場合、病院全体の機能が停止に陥り、経営面での甚大な被害が想定された。さらに、ウイルスの感染力や病原性（毒性）、また罹患した場合の病態など未知の部分が多く、感染する危険と隣り合わせの業務が続く中、現場スタッフの理解が得られるのかも受け入れの可否を大きく左右した。

　このような状況下の2020年2月28日に臨時の診療会議を開き、市立病院での今後の患者の受け入れ体制について協議した。市立病院は総病床数199床で、内科、外科の他、整形外科、泌尿器科、脳神経外科、産婦人科、小児科、麻酔科など27診療科を標榜している。常勤医師は29人で、内科は消化器内科、循環器内科、腎透析内科、糖尿病内分泌内科の10人で、呼吸器内科、感染症専門医はいない。ほぼ全員の医師が集まった会議の中で、議論の中心は感染拡大が続く中、受け入れ病床数を指定病床数の6床を超えてどこまで拡張するかで

あった。救急医療も行いながら、コロナ患者の受け入れを行っていくのはスタッフの負担が大きい。外来診療や手術、内視鏡検査、リハビリなどを縮小することになり職員の意欲、モチベーションが低下する。風評による受診者の減少や、誹謗中傷による職員の離職が心配である。院内感染が発生した場合、外来・入院の受け入れ制限、健診・ドックを中止することになり、最悪の場合、病棟閉鎖など一般診療への影響が大きい。ここ1年の経営改革により黒字基調にある病院にとっては大きな痛手である。「なぜ、うちだけが受けないといけないのか」「コロナ診療をやりに病院に来たのではない」などの発言が続いた。「何のとり得もない、赤字続きのお荷物病院にコロナ診療を押し付けようとしている」等々。5年間赤字経営の病院という社会の評価が、医師らの心にも暗い影を落としていた。

　2009年の新型インフルエンザを経験した私と澤木医師が、当時の対策を説明した。新型インフルエンザは、発症地とされるメキシコやアメリカでの死亡率が高かったことから、当初、感染者は強制入院の対象となっていた。世界的な流行を受けて、国内でも4月に保健所に発熱相談センターが設けられ、各病院で発熱外来が開設された。日本国内では5月に最初の感染者が発生し、長野県では6月に県内初となるハワイから帰国した20代女性の感染が報告された。しかし、国内では軽症者が多く、またインフルエンザ治療薬の早期投与が功奏し、日本での死亡者は大幅に少なかった。そのため国は6月には強制入院の方針を転換し、7月以降は全数検査も全国で中止した。発熱相談センターも多くの保健所で廃止となり、全ての医療機関で治療が受けられるようになった。

　波田総合病院（当時）も発熱外来を開設し、受け入れ病棟のゾーニングを検討していた。3階病棟は、普段は開放している厚い鉄製の防火ドアが東西を隔てている。西側端の2部屋（6床）が感染症指定病床となっている。当時の計画は、まん延度に応じて病棟の一般病床を感染症用に転用し、6床から始まり最大で防火ドアまで拡充し、12床を確保するものであった。結局3か月で隔離方針が転換されたため隔離患者はなかった。感染は同年の秋に県内でもまん延期を迎え、幸い通常の季節性インフルエンザと同様の対応でよかったが、仮に隔離が必要だったとしたら、到底12床では足りなかったことを説明した。

　今回の新型コロナウイルスもすでに急激な感染拡大が世界各国で起きており、

極めて感染力が強く、国内でも早々にパンデミックになることは容易に想像できた。人口42万の松本広域圏で複数のクラスターが発生した場合、6床で対応できるのか。検査体制が確立していない状況下で、疑似症患者が多数出ることも想定され、その病床を確保する必要もある。

　「うちが受けなかったら、どこが受けるんですか」「困るのは結局患者さんだから、最後の砦になるしかないですよ」。やはり当時のことを知る外科科長の桐井靖医師からの発言があった。桐井医師は総合診療科科長も兼務しており、臨床教育研修センター長として研修医の育成にもあたっていた。長期化が想定されるコロナウイスとの戦いを前に不安と使命感が交錯し会議は紛糾した。「特定の診療科に任せるのではなく、みんなで診る体制にしたらどうでしょう」内科科長の佐藤吉彦医師（現：診療部長）からの提案があった。佐藤医師は、市立病院が成長期にある2000年初頭に当時の波田総合病院に勤務した経験があり、「愛着のある地域に貢献したい」と信州大学の准教授を辞し、1年前から市立病院に勤務していた。

　最後に議長を務める私から、松本西部地域の基幹病院として、かつては215床と小粒ながら他院に先駆けて数々の先進的な試みを行ってきたが、▷市町村合併によって市内の病院群に埋没してしまっていること▷さらに5年間の赤字経営により多くの職員が自信を失い、診療や広報活動が萎縮していること▷松本広域圏においても、市立病院の価値を知ってもらうチャンスとして捉えたい▷いずれ終息した際の評価に耐えられるように、一致結束して協力をお願いしたい──とまとめた。

　2時間に及ぶ議論の結果、感染状況（ステージ）に応じて受け入れ病床数を増やし、最終的に感染急増期（ステージ3）では、58床ある3階病棟一つを感染症対応とすることを診療部の基本方針として決定した。同時に、直接患者に対応する3階病棟スタッフの負担軽減を図ること。小中学校が休校になると、外来スタッフの一時休職も想定されることから、外来業務の縮小も提案された。すでにコロナ診療に専念するため、2月25日には緊急性の低い手術や、内視鏡検査、健診・ドックは3月末までの一部制限・中止が決まっていた。

　その他、具体策として「一般患者の入院は、3階以外の病棟を優先すること。

感染症管理区域内では Wi-Fi 環境を整備しオンライン診療も可能とすること。外来では処方せん発行のみの診療も可能とすること」などが提案された。2次救急当番ついては、コロナ診療に専念するため当面の間、他の病院に交代を依頼することになった。決定事項を3月2日に全職員に向け「感染症対応病床（6床）の緊急時増床について」として通知した。

　　職員の皆さま

　　先月 28 日に院内新型コロナウイルス感染症対策本部会議、および臨時の診療会議を開催し、今後の患者受け入れ体制について検討を行いました。両会議では、松本広域医療圏でのさらなる疑似症・感染者の入院増加に備え、6床に止まらず状況に応じて、順次病床を増やしていく方針が確認されました。最終的には、病棟単位での運用も視野に入れることになりました。（中略）

　　現在、疑似症および感染者は日々増加の一途にあり、流行初期からのまん延を防げるかの瀬戸際で、極めて重要な局面にあります。当院は全職員一丸となって対策にあたっており、昼夜を問わず奮闘されている皆様に心から感謝いたします。疑似症、また、不幸にも罹患してしまった患者さんに対しても、プライバシーが守られた環境で、最善の医療が提供できるように、松本広域医療圏で唯一の感染症指定医療機関、公立病院としての責務を果たして行きたいと考えています。後に、感染症指定医療機関が果たした役割について評価がなされる時が必ず来ます。その際の検証に耐えうるか、当院の真価が問われている時だと思います。

　　毎日、緊張の糸が張り詰め、疲労も重なっていることと思います。体調管理に十分注意し、このような時こそ互いに協力し助け合いながらチームとして行動して下さい。（以下略）

　　　　　　　　　　　　　　　新型コロナウイルス感染症対策本部長
　　　　　　　　　　　　　　　中村雅彦

この臨時診療会議での医師らの総意が、市立病院がその後の新型コロナウイルス感染症診療を進めるうえでの大きな原動力となっている。澤木医師は当時を「ギリギリの使命感だった」と振り返る。まったく同感だ。出口の見えない長く暗いトンネルの中、背後から未知のウイルスが迫る脅威を感じながら前に進まなければならない。揺るぎない、崇高な使命感などととても言えない。一年間、ギリギリの使命感を支えてくれたのは、ともに働く仲間同士の声掛けであり、多くの市民からの支援や励ましのメッセージ、そしてコロナから快復し退院していく患者とそれを支える家族の笑顔にほかならなかった。

市立病院の存在意義

　2020 年 2 月 28 日に行われた臨時診療会議の結果を、病院事業管理者の北野喜良先生に伝えるとさっそく「感染症診療に全力であたり、市立病院の存在意義を知ってもらう機会にしましょう」と賛同が得られた。

　北野先生は信州大学医学部助教授、まつもと医療センターの院長等を歴任し、同センターの経営改善を行うとともに旧国立松本病院と中信松本病院の統合、病院建設を成し遂げた。小口壽夫特命参与から引き継ぎ、3 月 1 日から病院事業管理者に着任し経営改革の任にあたっていた。やはり同日に院長に就任した私がコロナ対策を含め診療全体の責任者を務める一方、北野先生は 2018 年から中断されていた新病院建設計画の早期再開を目指すことで互いの役割分担をしていた。専門は血液内科だが、まつもと医療センターで感染制御医（ICD）として、インフルエンザの院内感染対策に取組んできた経験もあり心強かった。思慮深く穏やかな語り口の温厚な紳士であるが、弱者の側に立ち不公平、不公正を許さない芯の強さがあった。私とは、松本広域圏で唯一の指定医療機関として感染状況に応じて受け入れ病床数を増やし、最終的には病棟単位で受け入れるが、病院全体をコロナ専門病院とすることには反対との意見で一致していた。

　市立病院は 1948（昭和 23）年に村立の診療所として設立された。その後、有床化により 73（同 48）年には 81 床の町立波田病院に改称、85 年には 150 床の波田総合病院として現在の地に移転した。1997（平成 9）年にはいち早く第 3 者による病院機能評価を受け、県内で最初に日本医療機能評価機構の認定病院に指定された。全国でも 8 番目、公立病院では 1 番目の早さであった。また、1991 年にオーダリングシステムを導入し、2004（同 16）年から電子カルテを本稼働するなど医療の IT 化も積極的に進めてきた。当時 215 床と臨床研修指定病院としては小規模ながら、複数の研修医を受け入れ、他院に先駆け数々の斬新な取り組みを行ってきた。

　市立病院が位置する松本西部地域は、中心市街地から車で 30 分程離れ、医

療資源の乏しい中山間地にあたる。近隣には内科、外科、小児科を標榜する二次救急告示病院もない。また、背後には岐阜県との境に複数のへき地・無医地区が控えている。このような環境の中、住民のニーズに応える形で27診療科を有する総合病院として発展してきた。旧波田町を中心に対象診療人口7万を有する西部地域の基幹病院であった。2010年に波田町が松本市に合併されると、2年後に松本市立病院と改称したが、その後、市内に数ある病院群との役割分担が問われることになった。さらに、国の医療費削減の政策のもと病院の機能分化が進む中で、対応に遅れ2014年から5年間の深刻な経営赤字に陥った。築35年以上が経ち建物は老朽化し、新病院の建設計画が進められていた

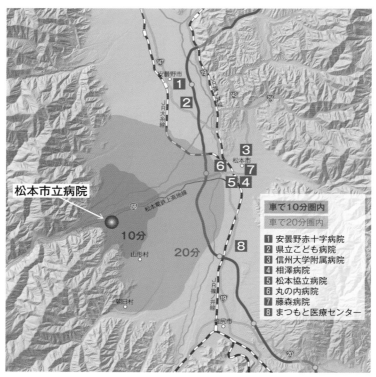

松本市立病院は、中心市街地から車で30分程離れた医療資源の乏しい中山間地にある。背後には岐阜県との境に複数のへき地・無医地区が控えている。旧波田町を中心に対象診療人口7万を有する西部地域の基幹病院であった。2010年に波田町が松本市に合併されると、市内に数ある病院群との役割分担が問われることになった。

が、赤字を理由に 2018 年に中断され、経営改善が最優先事項となっていた。

　2018 年 10 月から特命参与として赴任した小口先生の指導のもと、病院組織の再編成、職員の意識改革も進み、診療単価の改善とともに入院患者数も大幅に増加した。その結果、2019 年度は終盤のコロナ禍も何とか乗り越え、6 年ぶりに経常黒字化を達成できた。この結果を受け、2020 年 6 月に市議会で念願の新病院建設計画の再開が承認されると、北野先生を中心に新病院の地域での役割、機能、規模などをまとめた「新病院建設基本構想」の作成が病院内で進められた。

　一方、過去の赤字経営を問題視した臥雲市長は、市立病院関係者を除く第 3 者からなる新病院建設専門者会議を招集し、新病院のあり方について検討を求めた。専門者会議は、4 回開催された会議の結論を同年 12 月に提言書としてまとめ発表した。今後、少子高齢化、人口減少が一層進展する中、急性期治療後の回復期医療や在宅診療が重要になる点。地域密着型の在宅療養支援病院として、西部地域の包括ケアシステムの中心的役割を担うこと。医療需要の縮小が想定される中、コンパクトで特色のある病院づくりを目指すこと——など。一致点もあったが、病院規模や経営形態については、市立病院側と大きな乖離があった。

　専門者会議の提言では、病床数は現在の 199 から 166 床に大幅に削減し、一般内科、外科を主としその他の診療科を見直すこと。がん診療、手術に関しては市内の病院の補完的役割を果たすこと——など、急性期医療の大幅な縮小を促す内容であった。また、経営形態についても現在の給与体系は「経営を成り立たせる水準ではない」とし、病院独自の裁量で経営がかなう独立行政法人化が適当とした。不採算ではあるが、住民の健康や命を守るのに必要な政策医療を担ってきたと自負してきた市立病院にとって、大変厳しい内容であった。

　くやしさと無念の思いの一方で、かつての輝きを失い 5 年連続の赤字経営という現実を改めて突き付けられ、松本広域圏における唯一の公立病院として、市内の病院群に埋没しない特色ある病院づくりの必要性を痛感した。

難航する受け入れ調整

　3回目の「新型コロナウイルス感染症対応に係る打合せ会議」は、2020年3月2日に松本保健所で行われた。出席者は3（松本市、塩筑、安曇野市）医師会長、相澤病院長、市立病院長、各病院感染症担当者ならびに松本市中核市推進室長であった。松本市が2021年から中核市に移行して市保健所が開設されるのにあたり、市健康福祉部次長の塚田昌大先生（公衆衛生学）が推進室長を兼務していた。

　会議では、最初に市立病院に入院している陽性患者2人の容体について、澤木医師から説明があった。濃厚接触者の中に発熱などの症状があり、疑似症としてPCRの結果待ちの入院患者が増えていることも報告した。当時は検査可能な施設が県内には2か所（長野市環境衛生試験所、県環境保全研究所）しかなく、処理件数も1日に20件前後に止まっていた。超過分は都内の国立感染症研究所に依頼することもあり、その場合判明までに3〜5日を要していた。検査体制の遅れが、疑似症患者を増やし、病床不足の一因になっていた。会議では信州大学附属病院でも3月4日から検査が可能になることが報告されたが、それでも検査能力は全県で日に50件程度であった。

　市立病院からは、2月28日の臨時診療会議での決定をもとに、「感染症指定病床は6床であるが、まん延状況により順次増やし、最大時には1病棟単位で対応する計画」であることを表明した。市立病院では軽症から中等症までは受け入れ可能だが、人工呼吸器やECMOが必要な重症者の受け入れ先の確保が急務であることも再度説明した。「市立病院が最大限の対応をとるとともに、他の病院が市立病院を支える仕組みを地域において構築する」ことが会議では再確認された。

　4回目の「打合せ会議」は、3月26日に行われた。出席者は3医師会長、感染症定点5病院長、塚田室長であった。保健所から県内、松本広域圏での患者発生状況の説明後、各病院からの現状報告があった。第2回の会議以降、発熱患者が増えており、各病院で一般患者と動線を分けた外来診療が行われていることが報告された。入院体制については、市立病院からは確定患者は引き続き

受け入れていくが、病床確保のため疑似症患者を他病院でも受け入れること。今後、さらにステージが進んだ場合、確定患者の入院も受け入れることを改めて要請した。確定患者の入院受け入れについては、各病院で意見の相違も多く、持ち帰り検討することになった。

　5回目の「打合せ会議」は、4月8日に4回と同じメンバーで開催された。最初に市立病院から、すでに指定病床の6床が満床であることを報告した。松本広域圏は、感染漸増期（ステージ2）に入っており、各病院が「発熱外来」を開設し、発熱者や疑似症患者の外来診察が行われていた。一方、今後の感染拡大が懸念される中、どの様な体制でコロナ入院病床を確保していくのかが課題で、早急な対応が求められていた。過去4回の会議でも結論が出ず、膠着した状況に焦りや不満を募らせる発言も相次いだ。

　相澤病院からは「感染症指定医療機関である市立病院がオーバーフローすれば、入院対応も考えるが、その場合は市立病院のすべての機能がオーバーフローしていることが前提になる。まつもと医療センターがコロナ重症患者を診るのであれば、相澤病院が救急患者は引き受ける。相澤病院に救急の機能を集約する必要があり、その場合、コロナ患者の入院受け入れは極めて難しい」と前回より踏み込んだ発言があった。同じ民間病院である松本協立病院も、まん延期には入院受け入れは可能だが、それまでは感染症指定医療機関である市立病院に最大限の受け入れを期待するとの立場であった。さらに、圏域内のすべての病院が公平に患者を受け入れる状況でなければ、職員の理解が得られないとした。

　安曇野赤十字病院は、発熱外来の患者も多く、医師不足もあり入院受け入れのためには開業医、病院の役割分担が必要であるとし、保健所が司令塔として医療機関に指示を出すことを要望した。まつもと医療センターは、HCUを閉鎖して重症患者の受け入れを考えているが、その場合、手術が出来なくなる。重症者を受け入れるためには、いくつかの病院機能を閉じることになり決断が必要だ。と苦しい胸中を明かした。塚田室長からは、信大附属病院、県立こども病院は3次機能も有しているので、全県レベルでの対応も担わなければならないとの説明があった。

相澤病院は松本広域圏の救急医療体制を維持する立場から、コロナ患者の入院受け入れは困難との主張に変わりなかった。また、「市立病院の全機能がオーバーフローしていることが前提だ」との発言は、病院全体をコロナ対応にすることを意味しており「コロナ専門病院」化は受け入れられないことを私から改めて説明した。市立病院はコロナ診療の中心となり、最大で1病棟（37人受け入れ）まで拡張するが、その場合には、負担軽減のため相澤病院を含むすべての病院が患者を受け入れる、というのが市立病院の考えであった。長期化が想定されるコロナ禍において、松本広域圏の医療を守るため、それぞれの病院が葛藤の中、ギリギリの選択を迫られていた。「市立病院がコロナ診療の中心となり、相澤病院が救急医療の中核を担う」との考えでは一致しているものの、完全に分離し市立病院のコロナ専門病院化まで言及する相澤病院と、相澤病院も含めてコロナ患者の入院体制を目指す市立病院の主張には隔たりもあり、平行線をたどった。

　5回目の会議では、重症患者の受け入れ先も大きなテーマとなった。広域圏で重症コロナ患者の受け入れが可能な病院は、病床規模、職員配置、設備、呼吸器内科・感染症などの専門診療科の有無から、信大附属病院、相澤病院、まつもと医療センターの3病院に限定される。信大附属病院は病床数も十分で、人工呼吸器、ECMOなど集中治療に必要な医療機器も備えている。また、呼吸器・感染症内科、救急科など臨床に携わる専門スタッフの他、感染症学に精通した専門家も多い。しかし、全県レベルで高度（3次）救命救急や他院では対応が困難な検査、手術患者を受け入れている。集中治療室はこのような患者で埋まっており、即応できるベッドも限られる。また、組織が大きく、感染症治療に関わる診療科が複数あるため受け入れ窓口が不明確で、休日・夜間急変時の受け入れに柔軟な対応が可能かなど、問題点も指摘されていた。

　相澤病院は救急医療に専念する意向が強く、当初からコロナ患者の入院受け入れに難色を示していたことから、国立病院でもあるまつもと医療センターへの期待が大きかった。当時、同センターは、県立信州医療センターから隔離が必要な結核患者を受け入れていた。県内唯一の第一種感染症指定医療機関でもある信州医療センターはすでに圏域外からの重症コロナ患者も受け入れており、以前から対応していた結核患者の治療は、まつもと医療センターに移管されて

いた。まつもと医療センターとしては両者の受け入れは負担が大きく、HCU
を改装するとなると救急患者の受け入れや手術を縮小せざるを得ず、病院機能
の一部を停止することになる。運営方針の転換には職員の合意形成も必要とし、
引き続き院内調整にあたっていた。

　4月から赴任した加藤浩康保健所長からは、次回までに感染まん延度（ス
テージ）別に各病院の役割を明らかにしたいとの提案があった。私はコロナ患
者の入院受け入れは市立病院が中心に行い、ステージが進んだ場合は他病院で
も病床数を決めて分担するが、相澤病院は救急医療に専念し、受け入れから外
すことで合意を図るしかないとの判断に傾いていた。

松本市専門者会議

　2020年4月9日には松本市役所で「第1回松本市新型コロナウイルス感染症対策専門者会議　医療福祉部会」が開かれた。専門者会議は、「医療福祉」「こども教育」「経済観光」の三つの部会からなり、それぞれの分野から課題解決に向けた提言を目的として開催されていた。医療福祉部会の座長は信州大学附属病院感染制御室の本田孝行教授が務め、新型インフルエンザ・新興感染症対策委員会のメンバーの他、病院関係者として相澤病院長と市立病院からは北野事業管理者が出席した。

　感染拡大の見通しについては、数か月で終わるものではなく長期の対応が必要となる。長期戦に備え、医療機関の受け入れ体制を早急に検討する必要があることでは全会一致した。途中、「これは大規模災害と同じだ。もうシミュレーションとか言っている場合ではない」などの発言もあり、出席者全員の危機感は極めて高かった。

　受け入れ体制について、感染症学を専門とする委員からは、原則は一つの病院で受入れ、周りの病院がバックアップしていく体制が一番望ましい。感染症対策では、できるだけ人と人との接触を減らすため分散させないことが重要で、市立病院という場所を借りてコロナ治療を行ったらどうか。他の病院が、疑似症でも受け入れるのは相当なリスクになる等の意見が出された。また、他の委員からも、「病院丸ごと患者を受け入れできないか」など市立病院のコロナ専門病院化に発言が及んだ。

　これに対し北野先生は、「レベル3になった場合は、58床の急性期1病棟を閉鎖して対応しようと考えている。疑似症の患者で病床がいっぱいになり、本来の陽性患者を受け入れられない状況も生じている。他の病院でも疑似症患者の入院をお願いしたい」「今入院している患者を出すことは無責任だ。地域医療を担う者として出来ない」と窮状を説明し、病院全体の専門病院化には反論した。どこの病院でも患者発生、集団発生が考えられる中で、すべての患者を指定医療機関だけで受け入れるのは難しい。市立病院を中心としつつ、他の病院も体制づくりを進めるべきだと同調する意見も多く、議論は長時間にわたり

白熱した。

　さらに、市立病院の経営再建を懸念する委員からは、市立病院は経営改善とコロナ対策の二つの縛りがあり判断に苦慮している。一時、経営黒字化は棚上げして、コロナ対策に専念できる環境を作ったらどうかとの発言があった。臥雲市長は「市立病院が週末にもパンクするかもしれないといった切迫した状況の中で議論し、数日内のうちに市長として決断をしないといけないと思う」と応じた。

市長の電撃的な病院視察

2020年4月11日土曜日の午後、クリニックでの診療を終えた杉山敦先生が、差し入れと言ってたくさんの食料品（チョコレート、のど飴等のお菓子、スープ類）の入った袋を両手に抱え来院した。

杉山先生は、2016年から松本市医師会長を勤め、同年に設置された松本市立病院建設検討委員会の委員長を務めた。翌17年には、「松本市立病院は、松本医療圏の西部地域の基幹病院として、急性期医療をはじめ、公立病院の使命である救急医療や周産期医療、へき地医療支援等の政策医療を担ってきた」と評価し、地域医療構想による病床機能の分化と連携が進む中、新病院の在り方を「松本市立病院建設に関する提言書」としてまとめ、当時の菅谷昭市長に提出した。長年、在宅診療にも精力的に取り組み地域包括ケアシステムの構築の重要性を説く一方、国が進める公立病院の急性期病床の拙速な削減は病院の体力を削ぎ、地域住民のニーズに応えられないばかりか政策医療の停滞にもつながると警鐘を鳴らしていた。市立病院では、前日から家族内発生の5人が入院し、病床を16床に増やしたばかりで病棟看護師の過労を心配しての訪問であった。

私が自宅に戻った直後に澤木医師から、臥雲義尚市長が突如来院しているとの電話連絡が入り、直ちに引き返しカンファランスルームで対応した。NHK記者出身で3月に就任したばかりの市長は、厚い手帳を取り出し熱心にメモを取っていた。広域圏は感染散発期（ステージ1）から漸増期（ステージ2）に進んでおり、昨日から患者受け入れ16人体制にしたこと。さらに患者が増えた場合は、58床の急性期1病棟を閉鎖し37人まで対応が可能なこと——などを病棟平面図を示しながら説明した。また、一部で議論されている病院単位「病院丸ごと」での受け入れが可能かの問いが市長からあった。これには、4階西は小児女性病棟（小児科・産婦人科）、4階東はリハビリ専門病棟、5階は在宅支援の地域包括ケア病棟であり、コロナ専門病院化した場合は地域医療の崩壊につながるため困難であることを説明した。

現在、市立病院は経営改善の途上にあり、2019年度は終盤のコロナ禍を何

とか乗り切って黒字が達成できたが、2020 年度は、コロナ診療の長期化が想定され、経営面ではかなり厳しくなることも付け加えた。財政的には、コロナ病床の確保のために生じる空床への補填、感染対策に必要な機器・備品の購入、マスク、フェイスシールドなど防護具確保のための支援をお願いした。

　説明の後、市長は白衣とサージカルマスクを着用し、3 人で四つの病棟と発熱外来を見学した。念のためにと澤木医師が差し出した N95 マスクに交換し、感染症管理区域のグリーンゾーンからその先のイエロー、レッドゾーンまで展望した。各病棟のナースステーションでは、驚く看護師らを前に深々と挨拶をし、労をねぎらう言葉をかけていた。「自分の目で現場を確認して、議論されている内容がよく分かりました」と述べ、2 時間ほどの滞在で病院を後にした。前々日の 9 日に松本市役所で開催された「松本市新型コロナウイルス感染症対策専門者会議　医療福祉部会」での討論を受けての突然の視察であった。

松本市立病院の病棟編成

設立	1948 年（昭和 23 年）	
病床数	199 床（うち HCU4 床、感染症指定病床 6 床）	
標榜診療科	内科、外科、整形外科、小児科、産婦人科、泌尿器科など 27 診療科	
病棟	東	西
5 階	地域包括ケア（37 床）	地域包括ケア※（12 床）
4 階	回復期リハビリテーション（33 床）	急性期（59 床）
3 階	管理部、ME、健診、手術室、病理室	急性期※（58 床）
2 階 （正面玄関）	外来（総合診療科、内科、整形外科、小児科、産婦人科、泌尿器科）、救急室、事務部、薬剤科、検査科、放射線科、リハビリテーション科	
1 階	外来（外科、脳神経外科、皮膚科、眼科、耳鼻咽喉科）、栄養科、売店、機械室	

※ 3 階と 5 階西の病棟には計 12 の陰圧室があり、感染症患者の受け入れが可能である。

松本医療圏入院病床調整計画

　6回目の打ち合わせ会議は、前回のメンバーに感染症協力2病院を加えて、2020年4月16日に開催された。最初に各病院から発熱外来やPCR検査の実施状況について報告があった。市立病院からは、県内1例目の入院以来2か月が経ち、この間に、確定患者12人、疑似症患者26人が入院したこと。疑似症が確定患者の倍以上入院しており、ベッド不足の一因になっていることを説明した。また、12人中2人は急速に呼吸状態が悪化したために信州医療センターに転院になったこと、残り8人が中等症で2人が軽症であることも付け加えた。さらに5人の家族内発生があり、4月10日に受け入れ病床を16床に拡張（パターンB）したことを報告した。今は感染ステージ2にあり、今後ステージ3になった場合には、急性期病棟全体を感染症対応とし、37人の受け入れが可能になることも説明した。

　その後、保健所から「松本医療圏　新型コロナウイルス感染症入院病床調整計画（たたき台）」が示された。たたき台の要点は下記の6点であった。

1)　新型コロナ診療にあたっては、市立病院が中心となり、まん延状況に応じて受け入れ病床数を最大37床まで拡大する。
2)　重症者の受け入れは、まつもと医療センターを軸に体制づくりを進める。
3)　相澤病院は救急対応を最優先するため、コロナ入院患者の受け入れは行わない。
4)　安曇野赤十字病院、松本協立病院、藤森病院、丸の内病院の4病院においても軽症から中等症の入院患者を受け入れる。
5)　信州大学附属病院は全県対応とし、県レベルで調整を行う。
6)　無症状、軽症患者の宿泊療養施設を早期に確保する。

　感染症指定医療機関である市立病院と、松本保健所、松本市中核市推進室では、事前に話し合いが持たれており、当日示された調整計画は3者の共通認識に沿うものであった。たたき台に対し、各病院から意見が出された。

松本医療圏　新型コロナウイルス感染症入院病床調整計画　（たたき台）
長野県松本保健所
1.　基本的な考え方
　　感染者数の増加に備え、
　　　・軽症者・無症状者の自宅療養や宿泊療養の体制を早急に構築する。
　　　・重症者については、県患者受入れ調整本部と連携し、全県レベルで調整する。
　　　　（それまでは個別ケースごとに対応）
　　　・それ以外の入院については、市立病院が病床拡大で対応できる範囲内で受入れる。
　　　・その受入能力を超えた場合には、管内医療機関での受入れに移行する。

2.　入院病床調整案
【第1段階】
　　　・松本市立病院の感染症指定病床（6床）に管内の診断確定例の全例を入院させる。
【第2段階】
　　　・松本市立病院の感染症受入れ病床を、計16床に拡充する。
　　　・定点病院でも、疑似症例に関しては受入れを行う。
【第3段階】
（無症状者、軽症者）
　　　・自宅療養もしくは県借り上げの宿泊施設による療養とする。（最大〇〇床）
（中等症：酸素投与程度）
　　　・市立病院の受入れ病床数を病棟単位に拡大する。（最大37床）
　　　・管内医療機関は、医師・看護師等の支援チームを市立病院へ派遣する。
　　　・市立病院の感染症以外の外来・入院患者の受入れについて管内医療機関で協力する。
（重症：人工呼吸器対応）
　　　・まつもと医療センター、信州大学附属病院において入院を受入れる。（最大〇床）
　　　・県患者受入れ調整本部において全県レベルの調整を行う。（信州大学附属病院）
【第4段階】第3段階で対応困難な場合、地域レベル4
（無症状者、軽症者）
　　　・第3段階の体制を継続する。（最大〇〇床）
（中等症：酸素投与程度）
　　　・第3段階の市立病院の受入れ体制を継続する。（最大37床）
　　　・安曇野赤十字病院（最大〇〇床）、松本協立病院（最大〇〇床）、藤森病院（最大
　　　　〇〇床）、丸の内病院（最大〇〇床）における入院受入れを開始する。
　　　・透析患者については、相澤病院において受入れる。
　　　・上記医療機関において受入れが困難なった際には、相澤病院での受入れを検討する。
（相澤病院は、救急対応最優先とする）
（重症：人工呼吸器対応）
　　　・第3段階の体制を継続する。（最大〇床）
　　　・県患者受入れ調整本部において全県レベルの調整をする。（信州大学附属病院）

【相澤病院】

「たたき台は大筋でいいと思う。重症の透析患者については３床まで受け入れる用意がある」「ステージ３以上では、市立病院の負担が大きくなるので、発熱外来は他の医療機関で担うべきだ」

などの発言の後、救急医療の現場についての報告があった。手術は緊急性が高い場合は、感染の疑いがあってもPCR検査をせずに執刀している。術後数日して結果が判明しているのが現状である。外来では防護服の不足が深刻で、サージカル（手術用）ガウンを転用しているため、在庫が１か月しかなく手術ができない事態も危惧されている——などの深刻な状況が報告された。

【まつもと医療センター】

「病床はHCUを充て、人工呼吸器をつける患者８人までを想定している」
「市立病院が中等症までを診て、重症化しそうな患者は当院に転院する方針で市立病院と話し合いを進めている」

さらに、入院受け入れに向けて段階的に診療機能を縮小してきているので、最終的に救急患者をとれない事態も想定している、とした。

【松本協立病院】

「現在の状況では確定患者の入院は困難で、疑似症患者の受け入れを支援したい」「中核病院の機能を高めることが重要だ。今後、ステージが上がれば、入院対応も考えたい」

とし、今後も院内の調整を進めるとした。

【安曇野赤十字病院】

「軽症から中等症の患者を４床受け入れたい」「患者が増えた場合は、４床以上の受け入れも考えている」

さらに、病院玄関前にプレハブ２棟を設けて発熱外来を行っているが、医師が不足しているとし、地元医師会に対して医師の派遣を依頼した。

【丸の内病院】

「年間 600 件以上の分娩を扱っており、院内感染が発生すれば、産科医療を
　継続できなくなる」

とし、コロナ患者を受け入れた場合、産科、一般診療への影響が大きく受け
入れは困難との立場であった。

【藤森病院】

「大きな病院のような対応をとることは難しい。換気も不十分で構造的に動
　線の分離が出来ない」「外来患者も減少しており、経営的に厳しい状況に
　ある」

コロナ以外の患者の転院など、後方支援で協力したいとした。

　会議は緊迫した雰囲気の中、それぞれの病院が持つ機能を最大限に発揮し、
長期化が予想されるコロナ禍と対峙するため、最終的な決断が求められていた。
2021 年夏時点では診断は、遺伝子検査（PCR 法、LAMP 法）や抗原検査が行
われ、結果判明も 60 〜 90 分程度で可能になっている。しかし、20 年当初は
検査機関が少なく、判明までに 2 〜 3 日を要していた。一刻を争う緊急手術の
場合、感染の有無を確認する時間もなく執刀しなければならない。また、救急
外来には意識障害やショック状態にあり、行動歴や接触歴を問診できない患者
も多く、救急医療の現場は常に感染と隣り合わせの緊張状態が続く。院内感染
発生のリスクも高い。

　相澤病院の困難な状況は理解ができ、同病院は救急医療に専念し、透析を除
くコロナ入院患者は受けないことが了承された。安曇野赤十字病院、松本協立
病院はステージが進んだ（ステージ 4 を想定）場合、軽症者を中心にそれぞれ
4 床、3 床を開設する計画となった。さらに調整の結果、機能、規模を考慮し、
丸の内病院、藤森病院の 2 病院は受け入れを行わないことになった。重症患者
は、まつもと医療センターが HCU8 床を充てることが決まった。感染拡大時
の市立病院への医師・看護師の派遣については、大学病院にも支援を要請した
らどうかなどが提案された。

入院病床調整計画は、最終的に 4 月 25 日に開催される松本広域圏救急・災害医療協議会「新型インフルエンザ・新興感染症対策委員会」で諮られ、決定されることになった。

緊急記者会見

　2020年4月7日に東京、埼玉、千葉、神奈川、大阪、兵庫、福岡の7都府県に出された1回目の緊急事態宣言後も、感染は各地で拡大し同16日には全国に宣言が発令された。

　長野県では、松本広域圏でクラスター発生の恐れがあり、感染リスクが高まっているとして14日に警戒レベルが2に引き上げられた。いつ、どこで罹患してもおかしくない状況に、市民の不安は高まっていた。コロナ患者受け入れ病院に対する誹謗・中傷、一般患者の受診控え等への懸念から、それまで入院患者を受け入れる病院名や患者数、治療成績、療養環境などの情報は非開示であった。しかし、仮に感染しても安全・安心な医療を受けられる体制があることを広く地域住民に知ってもらい、情報を公開し透明性を図ることが不安の払拭につながると考え、17日に「当院の新型コロナ対策における診療体制の強化について」と題して北野先生と記者会見を開いた。誤解や風評がひとり歩きしないようにとの願いも込められていた。関心は非常に高く、当日はNHKや民放、新聞社などマスコミ11社が参加した。

　説明内容は以下の点であった。

▶新型コロナウイルス感染症対策本部
　2月5日に病院長を本部長とする新型コロナウイルス感染症対策本部を設置した。同月16日にクルーズ船からの患者を受け入れて以来、4月16日までの2か月間に感染症病棟に38人の患者が入院した。内訳は、確定例がクルーズ船の1人を含む12人で、残り26人が疑似症患者であった。

　毎日昼に1時間程の対策会議を開いている。診療部、看護部、薬剤科、医療技術部門、事務部門の責任者と感染対策室のメンバーの合計22人で構成されており、最近の患者の増加に伴い、主治医の出席や発熱外来スタッフの参加を求めるなどし、現在では35人前後が集まっている。刻々と変化する入院患者の病状と治療方針の確認、外来の診療状況の把握を行っている。

リスクの中 懸命に診療

新型コロナ感染者ら受け入れの松本市立病院

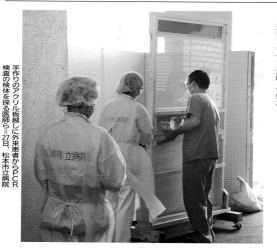

新型コロナウイルスの感染者や濃厚接触者らを受け入れている県内11の感染症指定医療機関の一つ、松本市立病院を27、28日、取材した。2月以降、13人の感染者を受け入れ、院内感染を防ぐため特設した「発熱外来」に連日10〜15人が訪れるという。緊張感、感染リスクと隣り合わせの現場でスタッフらは見えないウイルスと対峙していた。

手作りのアクリル板越しに外来患者からPCR検査の検体を採る医師ら＝27日、松本市立病院

院内感染防止 アクリル板越し・防護服で重労働

緊迫の毎日 眠れぬ看護師も

ルポ 緊急事態下の現場から

事前に検温して事務棟を訪ねると、職員が手指のアルコール消毒を指示。感染症や濃厚接触者がいる「感染管理区域」の取材は認められず、廊下の数㍍手前から手渡された端末で自らを写しながら、最近どんな人と接触したか、味やにおいは感じるかなどの質問に答えていた。

屋外の発熱外来に面したﾌﾟﾚﾊﾌﾞの一室に入った。自家用車に乗ったままの来院者を医師が遠隔診察する部屋。保健所を介して来院する人ばかりでなく、せきや発熱で不安に駆られてやって来る人も少なくない。そうした人々が通らなければならない発熱外来の診察の一つだ。

「倦怠感やだるさはありますか」。当番の外科医がタブレット端末に声を掛けた。画面上には体温が37・5度まで上がったという女性。職員

が入っている「レッドゾーン」の感染症指定病床は16。交代でケアに当たる看護師長ら10人を束ねる藤田直樹師長(45)は、患者の対応ごとに異なる防護服などの扱いに、特に気を使うという。

も、感染者らが入院する感染症管理区域ではウイルスが外に持ち出さないという看護師自らが行う、病棟内の部屋やトイレ、シャワー室…。防護服を着ながらの作業のため大変な重労働だ。

見えないウイルスへの警戒が、少しずつ神経をすり減らしている。感染症対策を仕切る中村雅彦院長(61)が心配するのもスタッフのメンタルヘルス。「県内外で感染、発症すら指定病院で報告されておらず、院内感染が起きている。その重圧は計り知れない」。藤田師長によると、既に感染の不安におびえ、眠れないと話す看護師もいるという。

同病院は感染者らに接する看護師向けの「危険手当」を検討し始めた。スタッフ向けの手紙も届くようになったという。取材を終えて院外に出たときの開放感を覚えつつ、医療スタッフに頭が下がる思いがした。

(赤田 平祐)

室に入った。県松本保健所管内で唯一の感染者を使うのが同病院。最も神経を使うのが院内感染の防止だ。無症状の感染例も県内で報告されており、遠隔診察や発熱外来は必須。PCR検査も医師が手作りしたアクリル板越しに数分。「極力、接触しないことが大切」と医師は言う。時間にして28日時点で5人の感染者ら

新型コロナ関連

66市町村来月給付	9月入学制要請々	集団免疫で抑制策	決算発表延期続々	非正規労働者減少	マスクの作り方	医療者の訴え	県内初 再び陽性 11・13・15・17・27・地面にも
29	28	26	7	6	4	3	2

発熱外来では感染防止のためアクリル板を利用して検体採取を実施。病棟では感染の危険と隣り合わせの中、懸命に治療に当たる看護師の様子が報道された＝信濃毎日新聞2020年4月29日

▶外来診療

　一般患者とコロナ疑い患者の動線を明確に分け、コロナ疑い患者は施設外の「発熱外来」で診察している。そのため、正面玄関入口で付き添い者を含む来院者全員に、体温チェック、行動歴、接触歴の確認（トリアージ）を行っている。発熱外来では、症状に応じて以下の診察方法を選択している。

　　a.　車内診察（軽症例で iPad などの通信機器を用いてオンライン診察が可能な患者）

　　b.　テント内診察（中等症以上で対面診察が必要な患者）

　　c.　ドライブスルー検査（PCR 検査のみの患者）

　確定患者の入院は、直接病棟に入院することを基本とし、CT や血液検査が必要な場合は、患者専用の待機室を利用して一般患者と重ならないように時間を調整している。

▶入院診療

　4月10日に感染症指定病床として届けている6床が満床になった。感染漸増期（ステージ2）と判断し、感染症管理区域を拡大し16人までの患者受け入れを可能とした。対応する看護師も5人から10人に増員した。さらなる急増期（ステージ3）の場合は、1病棟全体を管理区域に移行し、37人までの受け入れを計画している。

　最後に、市立病院は1948年の開設以来、松本西部地区の地域医療を担ってきた。内科、外科の他、小児科・産婦人科などの周産期医療、リハビリ専門病棟や在宅支援を進める地域包括ケア病棟など、多くの機能を有している。直面する最大の難関である新型コロナウイルス感染症診療に万全を期すとともに、地域医療を守っていく。

　市立病院が、このような体制強化を進める一方で、近隣の病院にも発熱外来の整備と疑似症患者の入院受け入れをお願いしたい。また、行政に対しては軽症例の隔離・療養に必要な宿泊施設の確保、さらに長期化が想定されることから、人的・財政的支援をお願いしたい――などの点を強調した。

　翌日からの反響はすさまじく、多くの市民、団体、企業からたくさんのマス

クやフェイスシールドなど医療用品の提供や寄付、励ましの言葉やメッセージが寄せられた。多くの職員が勇気づけられ、現在でもコロナ感染症と対峙するうえで大きな心の支えになっている。

緊急事態 警戒さらに

市立病院 コロナ治療奮闘

体制強化 最大37病床

不安解消へ情報公開　県・市支援の必要性訴え

新型コロナウイルスの感染拡大を受けた政府の緊急事態宣言の対象地域の拡大を踏まえ、松本医療圏唯一の第2類感染症指定医療機関である松本市立病院（波田）の重要性が一層高まっている。市立病院は17日、記者会見を開き、感染症病床（指定病床）を現在の6床から16床に増やしたことや、県独自の警戒区分で現在の「レベル2」（域内感染発生期）から「レベル3」（域内まん延期）に引き上げられた場合は最大37床にまで増やすなどして、診療体制強化の方針を示した。近隣病院との連携や、県や市の人的・財政的支援の必要性も訴えた。【瀬川智子】（2・3・21・22・23面に）

会見には北野喜良病院事業管理者と中村雅彦院長が出席した。松本地域への発令や県の発生段階区分の引き上げも踏まえ、住民の不安解消などを狙い情報公開した。

同病院では2月5日に院内に「新型コロナ感染症対策本部」を設置し、同16日に患者の受け入れを始めた。今月10日に感染症指定病床6床が満床になり、病棟の感染症管理区域を広げ16人まで受け入れ可能とし、対応する看護師も増員した。受け入れた患者は38人で、内訳はPCR検査の陽性が12人、陰性が26人だった。陽性12人のうち退院3人、転院2人で、現在7人が入院している。患者増の場合は急性期病棟1棟を管理区域とし、市と市医師会に医師と看護師の派遣を依頼しているとした。さらなる受け入れ体制を整備し、感染症の定床6床で協力医療院と看護師ら職員35人が新型コロナの対応に当たっている。

一般診療との動線を分けるため緊急を避診察室で行い、軽症者は通信機器を用いたオンラインの（車内診察、「濃厚接触者の疑いがないPCR検査のみの場合は「ドライブスルー検査」、中等症以上で対面診察が必要な患者や、症状に応じた診療方法を採用している。補充があるという。

中村院長は「いつどこで罹患してもおかしくない状況だ。不安や恐怖のある中、仮に感染しても安心安全な医療を受ける体制があると市民に知っていただきたい」と話した。

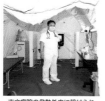

市立病院の発熱外来に設けられたテント内診療用テント。中等症以上で対面診察が必要な人向けに準備中で、実際には医師が防護服を着用する

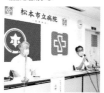

記者会見する北野病院事業管理者（左）と中村院長

4月17日、非開示だった病院名や診療内容、今後の体制について情報公開のため会見を行った。さらに感染まん延度に応じて最大37床まで受け入れられることを表明した＝市民タイムス 2020年4月18日（同社提供）

星野源さんの曲を使用

身体機能アップ体操考案
松本市立病院 動画公開へ

感染症指定医療機関の松本市立病院（波田）は、新型コロナウイルス感染拡大の影響で不要不急の外出を自粛している高齢者を中心に市民向けに、フレイル予防体操を考案し、近く市民向けに、フレイル予防体操を考案し、近く動画投稿サイト・ユーチューブで公開する。話題のシンガー・ソングライター、星野源さんの「うちで踊ろう」の曲に合わせて簡単な体操を企画実演した理学療法士・藤澤翔さん（29）は「親しみやすくなっていただけたら」と話す。

院内の健康づくりプロジェクトの一環で、医師やリハビリ担当職員らが約10分でつくる「フレイル予防チーム」が担当した。フレイルとは要介護の手前で身体・認知機能の低下が見られる虚弱な状態を指す。今回身体機能に着目した体操で、かたきい考えた。

チームリーダーの理学療法士・中村雅美さん（34）は「心と体を支え夫にするため、できることがある体も紹介しました」とする。

インターネットの写真共有アプリ・インスタグラムでも発信している。

（瀬川智子）

◀不要不急の外出の自粛が続く中、自宅でもできる身体機能アップ体操をリハビリテーション科職員が考案し、ユーチューブ、ホームページ上で公開＝市民タイムス 2020 年 4 月 30 日（同社提供）

感染予防情報 正しく発信
松本市立病院 チラシ作製
市民用・開業医用の2種類

感染症指定医療機関の松本市立病院（波田）はこのほど、新型コロナウイルス感染予防のチラシを作製した。感染した患者を受け入れている病院として率先して情報発信しようと、一般市民向けと開業医向けの2種類をA3判1枚にまとめた。

種類を用意し、市西部地域を中心に開業医や地区地域づくりセンター、消防・警察、介護施設など約300施設に郵送で配布し、市立病院ホームページでも公開している。

（瀬川智子）

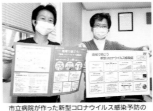

市立病院が作った新型コロナウイルス感染予防のためのチラシ

いずれもA3判両面カラー刷りで、一般市民向けは病院で年間発行する広報紙「えがお」の号外として15000枚用意した。手洗い、換気、咳エチケットのほか、不要不急の外出自粛など集団発生防止に貢献できる行動を紹介している。

感染の恐れが高い所やウイルスの生存期間、市立病院の来院者の作り方も掲載した。開業医向けは約150枚で医療機関での感染防止の実際や感染防止に関する細かい知識を含む情報を知ってもらう基本を手元に置けるよう1枚にまとめた。

澤俊一医師（42）は「一人一人の行動で必ず終息できる。一緒に乗り越えましょう」と呼び掛けている。

る広報委員会が企画担当した。コロナに関する情報があふれる中、知っておきたい基本をで感染症対策本部の三

▶広報委員会が新型コロナウイルスに関する基本的な知識や、感染予防策をA3判1枚にまとめた。一般市民向けと開業医向けの2種類を作成＝市民タイムス 2020 年 5 月 4 日（同社提供）

コロナ診療で攻めの体制

諏訪赤十字病院名誉院長
小口壽夫先生

　病院正面玄関前の自慢の桜も、いつの間にか、気が付かないうちに散ってしまいました。出口の見えない、長いトンネルに入ったようで、重苦しい年度の始まりになってしまいましたが、先生にはお変わりございませんでしょうか。

　4月10日に松本広域圏で家族内発生があり、感染症指定病床6床が満床になってしまい、受け入れ病床数を16床に拡大しました。さらに、レベル3まで進展した場合には、3階病棟全体を感染症管理区域にし、37人までの受け入れをする覚悟を決めました。幸い、診療部の先生方が積極的に協力してくれて、新型コロナに立ち向かう姿勢を鮮明に出来ました。今まで県内で最も多くの患者を受入れている病院として、病院名を含め情報を公開することが、診療を見える化し透明性を図ることにつながり、市民の不安も払しょく出来るのではないかと考えました。

　予定手術や健診ドックの延期など一般診療の縮小により、ここ数日、入院患者も130人台に落ち込んでいます。経営的にも月4,000～5,000万円の赤字になり、厳しい判断でしたが、ここ1～2か月はコロナ対策に専念したいと思います。（中略）
市民タイムスの記事を添付いたしました。ご高覧いただけたら幸いです。

松本市立病院　中村雅彦

記者会見後の2020年4月22日に小口先生に宛てた手紙である。
2月28日の臨時診療会議では、「市内まん延期には、1病棟をコロナ対応と

し 37 人まで受け入れる」との心強い総意が医師らから示されたが、その後の経営に与える影響の大きさを目の当たりにして、方針転換を逡巡していた。しかし、2 か月にわたって毎日開催してきた対策会議のメンバーの熱意、最前線で診療にあたる医師や看護師、それらを支える職員の献身的な姿、また、多くの市民からの支援と激励の言葉が、私の気持ちを動かし奮い立たせてくれた。

　小口先生からは、「院長は 5 年先、10 年先をいつも考えながら病院経営に当たること。地域住民の理解を得ること。病院間の協力関係を強固にすること」など、前のめりになり過ぎないよう助言をいただいた。

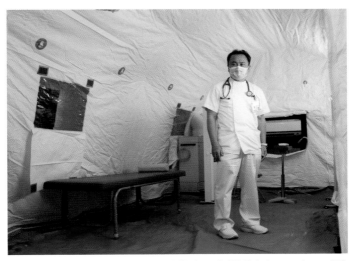

新型コロナウイルスに感染している可能性がある患者を診察するテント。一般診療の患者との動線を分けるため屋外に設置した＝ 2020 年 4 月 17 日（信濃毎日新聞社撮影）

松本モデル成立

2020年4月25日に開かれた松本広域圏救急・災害医療協議会には、行政からは広域連合会長である松本市の臥雲市長の他、構成する3市5村（人口42万）の保健福祉を担当する課長が出席した。さらに、3医師会長、信州大学附属病院、感染症定点5病院から病院長ならびに担当者が出席した。

臥雲市長は冒頭、「最前線で対応していただいている医療従事者の皆さんに心から感謝申し上げる」「今後、松本市立病院が新型コロナ対策の中心的な役割を担っていく。その中で、医療体制の構築、機能分担、そして医療機関の皆様方からの支援をいただく体制づくりをぜひ進めていただきたい」「市としても財政的な部分について、精一杯の支援をさせていただく」と表明した。

松本市医師会長の杉山先生は、「インフルエンザのような迅速診断キットがない。また、有効な治療薬がない状況の中、重症化をいかに防ぐかが大切だ。そのためには入院機能を何としても守り、医療崩壊を防ぐ必要がある」「もう一点は長期戦になるということ。外来の維持は、入院機能を守る、治療を助けるためにも重要だ」と述べ、医師会として5月7日からまず2か月間、市立病院の発熱外来に開業医を派遣することを明らかにした。

折しも県は県内に20か所のPCR検査センターを設置する計画を進めており、松本広域圏でも市立病院を含め2～3か所が想定されていた。市立病院としても、発熱者の診療と大規模なPCR検査の実施は負担が大きく、医師会の応援は大変心強かった。4月下旬に医師会館に開業医が集まり、私と澤木医師、診療部長の佐藤医師の3人が出かけ、防護服の着脱練習を行った。予定通り、連休明けの7日から毎日交代で、第1波が収束する6月末まで開業医の派遣が続いた。検体採取の他、iPadを使ったオンライン診察も行われた。

協議会では、第6回「打合せ会議」でのたたき台を修正した「松本医療圏新型コロナウイルス感染症入院病床調整計画（案）」が、保健所から提示された。今後、小児科、産婦人科、精神科、歯科については分野別にチームが検討を継続することとし、議長を務める協議会の本田委員長が「入院から外来まで、かなり役割分担ができた計画だ。市立病院の負担は37床ということで、かなり

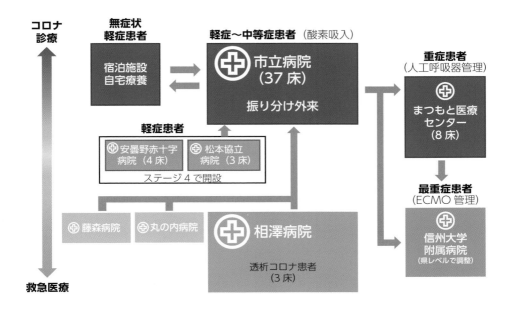

ご苦労があると思う。市立病院だけにお任せするのではなく協議会としても支援していきたい」と総括し、「松本医療圏新型コロナウイルス感染症入院病床調整計画（いわゆる「松本モデル」）」が協議会でも承認された。以後、松本広域圏はこの計画に沿って新型コロナウイルスに立ち向かうことになった。

　第1波は混乱の中、未知のウイルスを相手に試行錯誤を繰り返しながら手探り状態での診療が続いていた。その間、わずか2か月というスピードで感染爆発期（ステージ4）までを想定した「松本モデル」が成立した。コロナ診療に関わる9病院の「病院間での機能連携」といえるが、成り立ちの根源には、それぞれの病院の機能を尊重した信頼関係があった。九つの病院は規模や機能も異なり、運営形態も様々である。長年にわたり、地域で果たしてきた役割も異なる。

　松本モデルでは広域圏にある九つの病院群を一つの医療チームと見立てて、重症度別に担当する病院が決まり、病院規模に応じて受け入れ病床数が決まった。感染症専門病院が最初からあるわけではなく、既存の病院でコロナ診療と

ともに一般診療を守っていかなければならない。救急医療を担う中核病院、コロナ診療を担う中核病院、二つの病院を支援する病院群の構図はわかりやすく、松本モデルの骨格になっている。2009年の新型インフルエンザ対策からの教訓から、松本広域圏では「新型インフルエンザ・新興感染症対策委員会」が、毎年インフルエンザに留まらず幅広く感染症対策に関わっており、病院間での情報共有が進んでいたことも信頼醸成につながった。

　また、松本モデルの成立には、保健所が大きな役割を果たした。保健所職員は、帰国者・接触者相談センター業務、患者発生時の濃厚接触者追跡、入院調整、クラスター対策など多忙を極める中、粘り強く6回の打ち合わせ会議を開催した。従来、保健所のイメージは「結核などの感染症対策、食品衛生、予防接種事業」などであったが、今回の100年に1度と言われる未曽有の危機の中で、病院間の意思統一を図る重要な接着剤としての役割を果たした。開催回ごとに合意事項としてまとめ、最終案を作り上げた。

　今後も生活習慣病やフレイル対策など保健所に対する期待は大きく、松本モデルは「認知症予防」「フレイル予防」など住民の健康づくりの分野においても、病院間の機能連携として活用できるのではないかと考えている。

新型コロナウイルス感染症入院病床調整計画（2020年版）

重症度	医療機関	ステージ1 （散発期）	ステージ2 （漸増期）	ステージ3 （急増期）	ステージ4 （爆発期）
入院の必要のない患者 （無症状、軽症、症状軽快者）		松本市立病院		宿泊療養施設（開設予定）	
軽症 中等症　Ⅰ（呼吸不全なし）	松本協立病院				3床
	安曇野赤十字病院				4床
軽症 中等症　Ⅰ（呼吸不全なし） 中等症　Ⅱ（呼吸不全あり）	松本市立病院	6床	16床	37床	
重症 （人工呼吸器、ECMO対応）	まつもと医療センター			8床	
	信州大学附属病院	患者受入れ調整本部（県）が全県レベルで調整			
重症（透析患者）	相澤病院			3床	
重症（小児）	県立こども病院	患者受入れ調整本部（県）が全県レベルで調整			
備考	ステージ2：市立病院の発熱外来に医師会から医師を派遣する。 ステージ3：専門医（呼吸器内科、感染症）、感染管理看護師を市立病院へ派遣（週1回程度）する。 　　　　　市立病院の感染症以外の外来・入院患者を管内医療機関で受け入れを開始する。 ステージ4：相澤病院は救急対応に専念し、圏域内でコロナ患者受け入れが困難となった場合には、受け入れを検討する。				

公的医療機関への期待

　2019 年の医療施設調査によると全国には 8,300 の病院があり、うち公的医療機関は 1,202 で全体の 14%、民間病院は 5,720 で全体の 69% を占めている。さらに公的医療機関のうち、公立病院は 867（2018 年 3 月末）で、全病院の 10% に過ぎない。

　厚労省は、新型コロナウイルス感染症医療機関等情報支援システム（Gathering Medical Information System on COVID-19；G-MIS）に 2020 年 1 月 10 日までに報告のあった全医療機関のうち急性期病棟を有する医療機関（4,297 医療機関）のコロナ患者の受け入れ状況を公表した。公立病院は報告のあった 699 病院のうち、73% にあたる 512 病院がコロナ患者を受け入れており、公的等病院の 84% とともに、民間病院の 30% をはるかに上回っていた。一方で 1 月 27 日時点での 1 病院あたりの入院患者数は全医療機関の平均が 9 人で、公立・公的病院は 10 人、民間等病院は 8 人と大きな差はみられなかった。医療施設調査によると全国の公的医療機関の病床数は平均 259 床であることから、公的医療機関の病床のうち約 4% がコロナ患者を受け入れていることになる。

　民間病院とは異なり、自治体が運営する公立病院は不採算の政策医療を担い、国からの交付税や運営に対する自治体からの繰入金など公費が注入されている。また、日本赤十字社、済生会、厚生連などが運営する公的病院においても、繰入金はないものの税制上の優遇処置がある。全国には第一種（55 病院）、第二種（351 病院、結核を除く）を合わせて約 400 の感染症指定医療機関があるが、そのほとんどが公立、または公的病院である。

　コロナ対策において、これら公的医療機関が中心的な役割を果たすことが期待され、実際 7 〜 8 割の公的医療機関が受け入れを行っている。しかし、1 病院あたりの受け入れ患者は 10 人で、国立、民間病院を含めた平均の 9 人とほとんど変わりなく、コロナ対応にあたる病床は全病床の 4% 程度に留まる。また、受け入れ人数も 1 〜 4 人の病院が最多であった。受け入れ患者数は、感染のまん延度に左右されるが、1 月 27 日は第 3 波がピークを過ぎた直後で、全

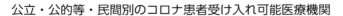

公立・公的等・民間別のコロナ患者受け入れ可能医療機関

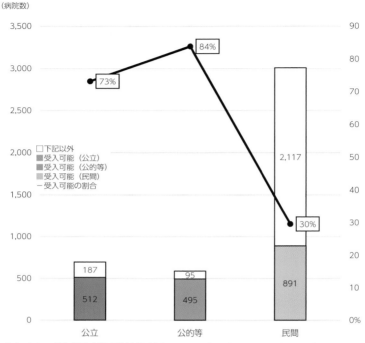

(病院数)

凡例:
- □ 下記以外
- ■ 受入可能（公立）
- ■ 受入可能（公的等）
- ■ 受入可能（民間）
- — 受入可能の割合

データ: 公立 512（73%）、公的等 495（84%）、民間 891（30%）、民間 下記以外 2,117、公立 下記以外 187、公的等 下記以外 95

新型コロナウイルス感染症医療機関等情報支援システム（Gathering Medical Information System on COVID-19；G-MIS）2021 年 1 月 10 日報告より
公立病院 699 のうち、73%にあたる 512 の病院がコロナ患者を受け入れていた。一方、3,008 の民間病院のうち、受け入れ病院は 30%の 891 に留まった。

国で日に 4,000 人前後の新規感染者が続いていた。各地で病床がひっ迫しており、15 日には厚労省が病床を確保するため、感染症法に基づき「要請」から「勧告」に改め、正当な理由がなく受け入れを拒否した場合は、病院名を公表するとして日本医師会など医療団体に協力を求めたばかりであった。1 病院あたり 10 人前後の入院患者というのは、感染のリスクや現場の負担を考えれば、決して少なくはない。このような状況の中でさらに病床を増やすためには、公的医療機関に資源を集中して機能を高め、病棟単位（20 〜 30 人程度想定）での受け入れも可能とすることが有効だ。民間病院は、元来、中小規模で特定の診療科や機能に特化した医療機関も多く、診療方針の突然の変更は経営上のリ

全国の医療機関の機能別、設置主体別のコロナ入院患者受け入れ数

	全医療機関	機能			設置主体			
		感染症指定医療機関	大学病院の本院	救命救急センター	国立	公立	公的	民間
1. コロナ患者受け入れ病院数 (a)	1,470	433	75	270	8	343	465	652
2. コロナ入院患者数 (b)	13,792	5,312	872	3,661	117	3,489	4,649	5,440
3. 受け入れ病院数 1～4人	617	124	20	58	2	133	153	330
5～9人	348	111	20	62	2	85	117	144
10～14人	208	65	12	59	3	49	89	66
15～19人	123	55	10	38	2	34	48	41
20人以上	174	78	13	53	2	42	58	71
4. 一病院あたりの受け入れ患者数 (b/a)	9人	12人	12人	14人	15人	10人	10人	8人

新型コロナウイルス感染症医療機関等情報支援システム（Gathering Medical Information System on COVID-19；G-MIS）2021 年 1 月 27 日報告より

スクも高く、即応が困難なことも多い。

　日本は欧米と異なり、利用可能なベッドが少ないため感染拡大により、容易にひっ迫状態に陥りやすいと言われる。しかし、欧州諸国、米国、日本など先進 34 カ国が加盟する経済協力開発機構（Organisation for Economic Co-operation and Development；OECD）の中でも日本の病床数は人口 1,000 人当たり 13.1 床と各段に多く、欧米諸国の 3 ～ 5 倍で世界 1 位である。統計上、日本の急性期ベッド数にはリハビリテーション病棟が含まれているとされるが、これを加味してもやはりドイツと並び、トップクラスである。にもかかわらずなぜ、コロナ病床への転用が進まないのか。そこには複数の要因が絡んでいるように見える。

　公的医療機関は、中核病院として長年にわたって地域の医療を支えており、特に公立病院は不採算ではあるが、地域にとって不可欠なへき地医療や小児医療、周産期医療を担ってきた。一方で 2014 年から始まった地域医療構想や公立病院改革プランでは、医療費の削減を目的に病院に対し効率的な経営を求め、長年にわたり病床数の削減、病院の再編・統合を求めている。特に 2019 年 9 月に再編・統合の対象と名指しされた 424 の公的医療機関では、スタッフの離職も相次いで経営体力も落ち、人的資源、財政の両面でコロナ患者の受け入れ

は高負担になっている。

　市立病院は再編・統合の対象病院には入らなかったが、経営改善の途上にあり、6年ぶりの黒字化を目の前にしていた。赤字再転落を覚悟し、病棟単位での患者受け入れという大きな方針転換をなし得たのは、「経営問題よりも、人命優先」「松本広域圏で唯一の公立病院としての責任を果たす」との職員の使命感にほかならなかった。また、診療方針の転換は経営問題にも直結するため、病院長や事業管理者だけの判断では困難で、市町村長や開設者の理解が必要である。長年継続してきた地域医療と、不採算ではあるが不可欠な政策医療の両立を目指す病院側と、財政的な支援を行う行政側が、互いに公的医療機関の存在意義について理解を深め、平時から協同し合える関係を築くことが重要だ。

公立病院と公的病院

　ともに国が進める政策医療の担い手とされ、小児、周産期、へき地医療などの不採算部門に対する補助金がある。公立病院は都道府県や市町村などの地方自治体、公的病院は日本赤十字社・済生会・厚生連などが設立母体となっている。民間病院と違って税制上の優遇処置があり、原則、非課税である。また、公立病院は公的病院と違い、設立する地方自治体から運営に対する費用補填（一般会計繰入金）がある。公立病院は、「新公立病院改革ガイドライン」（2015年）において、
①　山間へき地・離島など民間医療機関の立地が困難な過疎地等における一般医療の提供
②　救急・小児・周産期・災害・精神などの不採算・特殊部門に関わる医療の提供
③　県立がんセンター、県立循環器病センターなど地域の民間医療機関では限界のある高度・先進医療の提供
④　研修の実施等を含む広域的な医師派遣の拠点としての機能
を有することとされている。公立病院と公的病院を合わせて公的医療機関と表現する。

新型コロナウイルス感染症医療機関等情報支援システム
(Gathering Medical Information System on COVID-19 ; G-MIS)

　全国の医療機関から、病院の稼働状況、病床や医療スタッフの状況、医療機器（人工呼吸器、ECMO など）や医療資材（マスクや防護服など）の確保状況等の報告を受け月報として公表している。全国の 20 床以上の病院のほぼ全数にあたる 8,280 施設が登録されている。報告されたデータをマスク等の物資の供給や、患者搬送の調整に活用するなど必要な医療提供体制の確保に役立てている。

総合診療科がコロナ診療の要

　G-MIS に 2020 年 1 月 27 日の時点で報告のあった入院受け入れ医療機関は全国 1,470 病院で、1 病院あたりの入院患者数は全病院の平均が 9 人で、政策医療の担い手として期待される公立・公的病院が 10 人、民間病院でも 8 人で大きな差はなかった。また、公立、公的、民間を問わず、1 〜 4 人の入院が最も多く 1 医療機関での患者受け入れが進んでいない。コロナ診療にあたる第二種感染症指定医療機関（2019 年 4 月 1 日現在）は、全国に 351 あり、総病床数は 1,758 床である。1 病院あたりの平均病床数は 5 床になる。市立病院の指定病床数は 6 床であるが、県内に 11 ある指定医療機関の多くは 4 床である。結核病床を有する指定医療機関は全国に 184 あり、総病床数は 3,502 床で、1 病院あたりの平均病床数は 19 床になる。コロナに対応する病床がいかに少ないは明らかである。

　なぜコロナ受け入れ病床が増えないのか。そもそも国は医療計画の中で、国民の健康に重大な影響を及ぼす疾患を「5 疾病・5 事業」として政策医療に置づけている。この「5 疾病・5 事業」の中に新興感染症対策は含まれていない。「国民病」とまで言われた結核のまん延が一旦落ち着いて以来、国は感染症対策に消極的であったように見える。

　2003 年に東南アジアやカナダを中心に 32 の地域や国で流行した重症急性呼吸器症候群（SARS）や、2012 年にアラビア半島の国々を中心として発生し、その後ヨーロッパ地域に感染が拡大した中東呼吸器症候群（MERS）は、ともにコロナウイルスによる感染症であるが、日本では感染者が出なかった。このことが日本の呼吸器感染症対策の遅れになっているとの指摘がある。PCR 検査体制の整備やワクチン開発などの基礎研究に、十分な投資が行われて来なかった。2015 年に海外からの帰国者を発端とし、院内感染により MERS が流行した韓国では、今回の新型コロナ感染症対策では早期からの PCR 検査体制の充実ぶりが注目された。欧米では複数のワクチン開発が進み実用化される一方、日本は周回遅れの状態である。

日本呼吸器学会専門医は、全国で 7,156 人、長野県は 111 人（2020 年 12 月 14 日現在）で、日本感染症学会専門医に至っては、全国で 1,622 人、長野県は 23 人（2021 年 3 月 15 日現在）とわずかしかいない。しかも、多くは大学病院や規模の大きな医療機関に勤務しており、地方の中核病院に在籍するのは、せいぜい 1 人である。市立病院にも両専門医はいない。呼吸器専門医や感染症専門医が在籍する医療機関では、専門医がコロナ患者を受け持つことが多いが、1 人の医師が受け持つことが可能な患者は、一般的に 6、7 人である。コロナ患者の診療では感染対策など負担も大きく、重症患者の場合、複数医師での交代診療が必要で受け持ち患者も 3、4 人が限度であろう。

　新型コロナウイルスは空気感染しないことから、厚労省も病室について陰圧室は必ずしも必要でなく、一般病床のコロナ病床への転用を指示しているが、なかなか進まない。「呼吸器専門医がいない」ことを受け入れ困難の理由に挙げる病院もあるが、診療を専門医だけに頼るのではなく、総合診療医や人工呼吸器の管理に慣れた外科医などの診療への参加も必要である。すべての医師対象の防護具の着脱練習や、PCR 検体採取など病院全体としての新興感染症診療への取り組みが重要だ。

　現状では、全国でもコロナ診療にあたり多忙を極める診療科と、患者の受診控えや一般診療の制限により業務が激減している診療科の格差が生まれている。市立病院では発熱外来は、総合診療科も兼務する内科医 9 人、外科医 5 人、救急医 1 人の 15 人が交代で担当し、毎日 2 人体制で診療を行っている。入院患者は内科 7 人、外科 4 人の 11 人の医師が A、B、C の 3 つのチームに分かれて、患者の入院順に A → B → C の順に割り振っている。各チーム内で主治医を決めるが、主治医以外の医師もサブ医として診療に加わることでダブルチェック機能が働いている。

　市立病院の受け入れ対象は、軽症から中等症 II の患者であるが、20 年 2 月以降の 1 年で 175 人の入院患者を受け入れ、感染爆発（ステージ 4）となった第 3 波では、用意した 37 の病床のうち 36 床が埋まるほど医療提供体制はひっ迫していた。発熱外来には、多い日には 50 人の患者が受診し多忙を極めたが、総合診療科を担当する医師らの奮闘により乗り切ることができた。また、松本広域圏で発生した小児、妊婦の患者については全例市立病院が受け入れ、小児

科、産婦人科医師が診療にあたった。市立病院では治療方針は、主治医と対策本部の医師2人の計3人で決定することを原則とし、対策本部会議ですべての症例の経過を確認している。

　対策本部会議は第1波では毎日、第2波以降は週2回（月、木）、1時間程度昼休みを利用して行っている。重症患者の治療や高次医療機関への転院の判断については、信州大学附属病院やまつもと医療センターの呼吸器専門医に診察を依頼している。

　わが国では従来、専門医志向が強く、感染症を含め幅広い分野に対応可能な総合診療医の育成が遅れた。多くの学生が卒業後すぐに臓器別に細分化された大学医局に入局し、専門医を目指す傾向が長年続き、3割が総合診療医とされる欧米とは対照的である。「縦割り意識」も強く、他分野の診療に抵抗を感じる年輩の医師も多い。多科ローテーションによる2年間の臨床研修が必修となった2004年以降は、総合診療のマインドを持った若い専門医が増えてきたように感じている。

　大規模災害ともいえる今回の危機的状況を克服するためには、重症者を受け入れる病院においても専門医にのみ依存するのではなく、診療科に関わらず専門医の指示のもとに多くの医師が治療にあたる体制作りが必要である。今後も繰り返し発生するであろう新興感染症対策を政策医療の一つと捉え、呼吸器や感染症専門医の育成を支援するとともに、専門性に関わらずすべての医師が対応できるように、感染症診療についての医学教育の充実や、学会や医師会活動などを通じて生涯教育の場を整備することが重要だ。

イタリアの医療崩壊から学ぶ

　イタリア政府は 2020 年 3 月 19 日、新型コロナウイルスによる死者が前日より 400 人以上増えて、累計 3,405 人になったと発表した。同国内で中国人観光客から最初の患者が確認された 1 月末から、わずか 1 月半でイタリアの死者は中国を上回り、世界で最多となった。政府は全土にロックダウンを発令し、集中治療室の増設など医療体制の強化を進めたが、人工呼吸器などの医療機器や医療従事者の不足が深刻で、感染者が集中する地域では、「命の選択」が現実となるなど医療崩壊の様相を呈していた。

　2008 年のリーマンショックによる金融危機以来、マイナス成長に陥り EU 加盟国の中でギリシャとともに債務超過国となったイタリアでは、財政緊縮による経済再建が進められていた。財政赤字を減らすために医療費支出が標的とされ、2008 年から 5 年間の国民一人当たりの医療費の伸び（年率）は、マイナス 0.8％と OECD 加盟国の平均 1.0％を大きく下回っていた。病院の統廃合や病床の削減、医療スタッフの給与削減などが行われた結果、好待遇が得られる民間病院の人気診療科や海外への流出が続き、医師不足も引き起こしたとされる。

　イタリアの高齢化率は 22.4％で、日本（27.7％）に次いで世界 2 位である。高齢化に対応するため急性期病床の削減が進められ、コロナ重症患者の発生に対応できなかった。イタリアの 2 倍の集中治療室を持つドイツでは、病床に余裕があったために、イタリアからの重症患者の受け入れが可能であったのと対照的である。イタリアの医療崩壊の原因の一つに医療費削減による受け入れ病床数、医療スタッフの不足が指摘されているが、日本の病床数、集中治療室数、医師数、看護師数、医療費支出は諸外国と比較してどのレベルにあるのだろうか。

　日本の人口 1,000 人あたりの病床数は 13.1 で、OECD 諸国の 4.7 床を上回り、欧米諸国をはるかに凌ぐ。また、厚生労働省が公表した人口 10 万人あたりの ICU 等病床数も 13.5 でアメリカ、ドイツには及ばないものの、イギリス、フ

OECD 諸国と比較した日本の医療状況

健康状態		日本	アメリカ	イギリス	フランス	ドイツ	イタリア	OECD 平均	OECD 内順位
健康状態	平均寿命	84.2	78.6	81.3	82.6	81.1	83.0	80.7 歳	1 位
	高齢者の割合	27.7	15.6	18.2	19.5	21.3	22.4	17.4%	1 位

医療資源		日本	アメリカ	イギリス	フランス	ドイツ	イタリア	OECD 平均	OECD 内順位
医療資源	医師数（1,000 人あたり）	2.4	2.6	2.8	3.2	4.3	4.0	3.5 人	下から 5 位
	看護師数（1,000 人あたり）	11.3	11.7	7.8	10.5	12.9	5.8	8.8 人	10 位
	病床数（1,000 人あたり）	13.1	2.8	2.5	6.0	8.0	3.2	4.7 床	1 位
	平均在院日数	16.2	6.1	6.9	9.9	8.9	7.8	7.7 日	2 位
	CT 台数（100 万人あたり）	112	43	9	17	35	35	27 台	1 位
	MRI 台数（100 万人あたり）	55	38	7	14	35	29	17 台	1 位

医療費		日本	アメリカ	イギリス	フランス	ドイツ	イタリア	OECD 平均	OECD 内順位
医療費	医療費支出（1 人あたり）	4766	10586	4070	4965	5986	3428	3994 ドル	
	総医療費の対 GDP 比	10.9	16.9	9.8	11.2	11.2	8.8	8.8%	6 位
	医療費支出（1 人あたり）の増加率	1.8	2.8	1.5	0.8	2.5	0.8	2.4%	

OECD Health Statistics 2019 より

ランスを上回る。また、CT や MRI も導入台数が突出して世界一である事も良く知られている。一方、人口 1,000 人あたりの看護師数は 11.3 人で平均を上回るが、医師数は 2.4 人で平均を大きく下回っている。GDP に対する総医療支出の割合は 10.9%で、ドイツ、フランス（11.2%）と同程度である。

　日本も高齢化が進み地域医療構想のもとに、急性期病床の転換、削減が進められているが、急激な病床の削減は即応病床や専門スタッフの不足を来し、今回のような「大規模災害」では対応が困難になることは事実である。しかし、医師数を除けば、わが国の集中治療室を含めた病床数、検査機器など医療資源、医療スタッフは余裕がある。医療費支出も増加率は緩やかであるが、プラスである。実際、今まで何とか医療崩壊は免れてきた。日本で医療崩壊が起きるとすれば、原因はこれらの豊富な医療資源を有効に活用できていないことにある。

　現在、国が医療計画の中で進める「5 疾患 5 事業および在宅医療」の中には、新興感染症対策は含まれていない。猛威を振るう新型コロナウイルス感染症に対処する中で、「医療機関同士で役割分担、連携体制が出来ていない」「感染防護具や医療用物資の確保・備蓄が不十分だ」「感染症病床が少なく、一般病床からの転用も進んでいない」などの医療提供体制上の課題・問題点が浮き彫り

国別の集中治療用病床数の比較

	ICU 等合計病床数	人口 10 万あたり ICU 等病床数
米国	77,809	34.7
ドイツ	23,890	29.2
イタリア	7,550	12.5
フランス	7,540	11.6
スペイン	4,479	9.7
英国	4,114	6.6
日本※	17,034	13.5

厚生労働省医政局（2020 年 5 月 6 日）資料

人口 10 万あたりの集中治療室の割合である。日本は 13.5 床で米国、ドイツには及ばないものの、英国、フランスを上回っている。
※特定集中治療室管理料（5,211 床）、救命救急入院料（6,411 床）、ハイケアユニット入院医療管理料（5,412 床）の合計

となった。近年、国は国民病とまで言われた結核のまん延が落ち着くと、検査体制やワクチンの開発など感染症対策に力を入れて来なかったように見える。

　全国の感染症指定医療機関の 1 病院あたりの指定病床数は 4 ～ 6 床とごくわずかである。国は 2024 年からの第 8 次医療計画では、「新興感染症対策」を盛り込み「5 疾病・6 事業および在宅医療」とすると発表したが、感染症対策を政策医療の一つとして明確に位置づけ平時から指定医療機関の病床数を増やし、パンデミック時は病棟単位でも即応できるような指定医療機関の体制強化が必要である。

　さらに呼吸器や感染症専門医の育成はもちろんであるが、災害や感染症対策は医師の専門性に関わらず、すべての医師が治療に参加できるように教育・研修の機会を設けることも急務だ。診療科間の「縦割り意識」のため、病床が十分活用できていない。大規模災害にも匹敵する緊急事態においては、初期の命令指揮系統の確立がその後の運命を左右する。最終調整は県レベルで行うが、2 次医療圏単位にオペレーション・コマンド（指揮官）をおき、そのリーダシップのもとでスタッフや医療機器、病床などの医療資源が効率的に活用される体制づくりが重要である。

ICU（Intensive Care Unit）と HCU（High Care Unit）

　わが国では ICU は集中治療室、HCU は高度治療室または準集中治療室と訳されることが多い。ともに重症患者の治療を行う病室であるが、ICU が命の危険がある患者の治療を行うのに対し、HCU は ICU よりもやや重篤度が低い、手術後の患者や重症化の危険が高い患者を受け入れる治療施設である。ICU では、患者 2 人に対して看護師が 1 人配置されるなど手厚い看護が行われる。HCU は患者 4 人に対し 1 人の配置で、一般病床（7 対 1、10 対 1 配置）と ICU の中間に位置する。

第 2 章

臥薪嘗胆

新しい日常診療の再開

2020年4月7日に1回目の緊急事態宣言が出された後、同18日には国内の感染者が累計で1万人を超えるなど、感染の第1波はピークを迎えていた。

宣言の期間中には、国の専門家会議の意見を参考に「人と人との接触を8割減らす」ことが求められ、家庭にも食料品の買い出しや通院などを除いて、不要不急の外出を控えることが呼びかけられた。また、多くの人が集まる施設の使用が制限されるなど、広範囲にわたって接触を減らすための取り組みが行われた。食事は持ち帰りやデリバリーが推奨され、買い物も通販の利用や電子決済の利用が進んだ。特に感染が拡大している地域では、働き方もテレワークやローテーション勤務が徹底され、オンラインによる会議が一般的になり、これらは「新しい生活様式」として定着した。このため飲食店をはじめ、映画館、デパート、ホテル、図書館などで営業を自粛する動きが相次いだほか、多くのイベントが中止や延期となった。

こうした対策の結果、人々の行動が大きく変化し、東京都心での人出は感染拡大前の1月と比べると平日で6割余り、休日では8割近く減少した。緊急事態宣言が出されたあと、全国の1日の新規感染者数は、4月11日の720人をピークに減少に転じ、最後まで対象となっていた首都圏の1都3県と北海道の宣言が解除された5月25日は、全国で合わせてわずか21人であった。その後1か月は、全国の発生数も1日100人以下が続き、松本広域圏でも「ステイホーム週間」となった5月のゴールデンウィークを含め6月末までの2か月間は患者発生がなく、市立病院も5月21日に感染症病棟のゾーニングをパターンA（10人受け入れ体制）に戻し、第1波は収束した。

市立病院では6月を「感染リスクをコントロールしながらの新しい日常診療の再開月」と位置づけ、それまで一部中止または停止としていた手術や内視鏡検査、健診・ドック、リハビリなどを再開した。患者の受診控えもあり、経営には大きな損失が出ており、特に5月は入院、外来ともに患者数は前年同月比で30％の減少、それに伴い医業収入も4〜5月の2か月は前年と比較し、20％の大幅な減収となった。コロナ対策を強化すればするほど、経営は悪化す

る状況が続いていた。

　一方、第1波が収束したことを受け、院内に明るさを取り戻そうと看護部、サービス向上委員会が中心になり、玄関や院内を彩る「花いっぱい運動」や地域住民からの数々の支援に対して感謝の気持ちを表すため、玄関入り口での「あいさつ運動」が始まった。毎日行っていた新型コロナ対策会議も患者発生の減少を受け、週2回の開催になっていた。一般の入院患者は5月が1日平均115人と過去最低を記録したが、新しい日常診療の再開に伴い6月以降は徐々に回復し、7月は154人となり復調の兆しを見せていた。

松本市立病院 通常診療に
感染症対応に一区切り

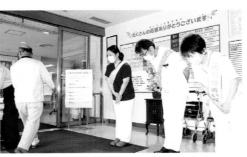

朝のあいさつ運動を再開させ、来院者に声掛けをする中村院長（右から2人目）ら病院職員

感染症指定医療機関の松本市立病院（波田）は1日、新型コロナウイルス感染症対応から、一般診療に軸足を移した。3月から制限してきた健診、内視鏡手術、入院治療や緊急手術が必要な重症患者を受け入れる2次救急、リハビリの一部も再開し、感染リスクを制御しながら新しい日常診療をスタートさせた。

午前7時50分からの15分間、中村雅彦院長ら職員3人が正面玄関に立ち、昨年10月以来のあいさつ運動を展開した。色鮮やかな鉢花が飾られ、さわやかなあいさつとともに来院者を迎えた。その後、職員の全体朝礼を通常の3分の1の70人に出席者を絞って行った。

「密集」を防ぐため、中村院長は長期にわたる新型コロナ対応に感謝しつつ「4月、5月と（経営的に）大きな損失を抱えた上で6月がありながら陰性だった「疑似症」の50人を受け入れた。先月21日にわたり守ってきた地域医療を再生し継続したい。住民の信頼に応える診療をしていきたい」と呼び掛けた。

新型コロナ関連の患者は先月5日に退院し、現在はいない。これまでにクルーズ船の乗船者1人を含むPCR検査の陽性患者13人、肺炎や発熱の症状

70人以上にわたり守ってきた地域医療を再生し継続したい。住民の信頼に応える診療をしていきたい」と呼び掛けた。

数（指定病床の届け出数は6床）から「16」から「10」床にまで縮小した。最大37床を確保できるよう計画したが、そこまでには至らなかった。今後は感染流行の「第2波」「第3波」に備える。

（瀬川智子）

市立病院では5月5日に最後の入院患者が退院。以後、新規発生はなく第1波は収束した。6月1日から一部制限していた手術や健診、ドックを再開した＝市民タイムス2020年6月2日（同社提供）

地域や住民からの応援 （2020年）

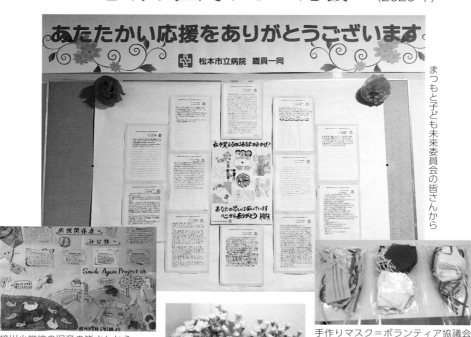

あたたかい応援をありがとうございます
松本市立病院 職員一同

まつもと子ども未来委員会の皆さんから

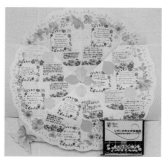

梓川小学校の児童の皆さんから

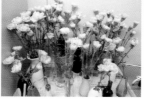

カーネーション＝東京電力職員の
皆さんから

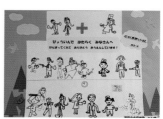

手作りマスク＝ボランティア協議会
（波田、梓川地区）から

波田中央保育園園
児の皆さんから

メッセージと音楽CD
＝レザン少年少女合唱
団の皆さんから

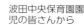

生徒全員の顔写真で作られたモザイ
クアート＝波田中学校生徒さんから

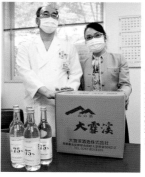

消毒液代わりとなる醸造用アル
コール＝地元酒造会社から

82

第2波襲来

　2020年も7月に入ると再び北海道、首都圏を中心に患者が増え始めた。9日には東京都内での1日の感染者が初めて200人を超え、ホストクラブやキャバクラなど「夜の街」感染がいくつかのクラスターの温床となっていた。新宿、池袋での感染が埼玉、神奈川など近隣県に波及していった。

　松本広域圏では7月14日に4月19日以来、3か月ぶりに20代女性の新規発生があった。新宿の劇場での観劇によるクラスター発生で、濃厚接触者は850人に上り、患者は愛知県、島根県など全国に散らばっていた。その後、長野県内でも首都圏や中京圏からの持ち込みによる感染が増え、第2波の襲来となった。

　政府は7月22日に国民の不安と懸念のなか、観光需要を喚起するキャンペーン「Go to トラベル」を始めた。しかし、県内では患者のおよそ8割が県外からの持ち込みであったため、市立病院では面会を全面禁止にし、職員の移動制限を強化、県外への移動時は事前に届け出を必要とした。地方都市でも域外からの流入を阻止する試みがなされていたが、7月29日には感染者ゼロが

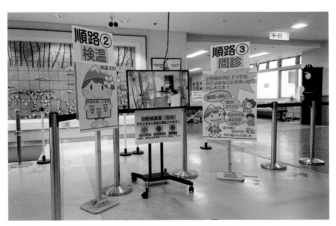

正面玄関入り口で一般患者、入館者全員にトリアージ（検温、問診）を行っている。顔認証も可能な大型のサーモグラフィーを中央に設置。松本市マスコットキャラクター「アルプちゃん」も大活躍

続いていた岩手県でも初の感染者が報告された。また、観光客の流入による感染拡大に歯止めのかからない沖縄県では、県独自の「緊急事態宣言」を7月31日に発令した。第1波のクラスターは、カラオケ、スポーツジム、入浴施設利用者など特定の集団に見られたが、第2波は飲食店等での日常的な「会食クラスター」の増加が注目された。

特に県内では、8月に入ると長野市や上田市で繁華街でのクラスターが発生し、1日の過去最高記録の更新が続いていた。28日には上田圏域がレベル4に引き上げられ、2週間で50人を超える発生もあり圏域内でのベッド確保が困難な状況になっていた。松本圏域は比較的落ち着いており、8月末から市立病院も長野市（1人）、上田圏域（3人）からの患者の受け入れを始めた。9月1日には県内初の死者が報告され、諏訪圏域がレベル3に引き上げられるなど全県的な拡大が懸念された。

第2波では、諏訪赤十字病院、昭和伊南総合病院、鹿教湯病院などで医療従事者の感染判明が相次いだが、経路不明例も多く院内感染には至らなかった。

県内で最初の院内感染は軽井沢病院で、9月1日までに入院患者3人の感染が発覚した。9月30日には長野赤十字病院で、同一病棟で5人の院内感染が判明し、最終的には職員2人、患者7人の計9人の集団発生に至った。地域医療のみならず救急医療やがん診療、また災害医療において長野広域圏の中心的な役割を果たし、また、新型コロナ感染症の重症患者を受け入れてきた同院での発生に県内には大きな衝撃と、他人ごとではないとの危機感が広がった。幸い院内感染はそれ以上の拡大はなく実質2週間という短期間で収束に至り、入院患者の感染も7人と最小限に留まった。ホームページで公開された報告書では、歯磨きやうがいで共有される洗面台が感染源の一つとされ、市立病院でも周囲の消毒を改めて徹底した。

第2波の特徴には、活動の盛んな若い人の感染が多いことも挙げられた。松本広域圏でも第1波では60〜70歳代の高齢者も多く、40歳以上が6割を占めていたが、第2波では60歳以上はわずかで、20〜30代が全体の6割以上を占めていた。また、全国と同様、重症者は少なく、小規模の感染拡大に止まり、長野市、上田市の発生者も減少に転じ9月16日には全県の警戒レベルが1に引き下げられ、第2波は9月末に収束した。

エアロゾル感染と換気対策

　新型コロナウイルスの拡散は、接触感染と飛沫感染の二つで、咳やくしゃみなどで発生する直径5マイクロメートル程の飛沫（しぶき）が粘膜に付着することで感染が生じるとされていた。飛沫は空中を漂うことなく、1.5 m程で落下してしまう。ところが5μm（マイクロメートル）以下のマイクロ飛沫（別名エアロゾル）は、一定期間（20〜30分程度）空気中を漂い、3密状態の環境ではクラスター発生の主因となることが明らかになり、第3の感染様式として注目されている。ちなみに空気感染は、マイクロ飛沫よりさらに小さい飛沫核（結核菌：1μm、麻疹ウイルス：0.1〜0.2μm）が長時間（数時間）空気中を漂い、長い距離で感

感染症病棟

パターンC

個室　4人　(49床 close)　大部屋　33人
(37人受け入れ)

350	351	352	353	355 NS/準備室	HCU-4	HCU-3	HCU-2	HCU-1
個室				イエロー	←扉			

345	346	347	348	扉 トイレ（男女）	浴室	器材・処置室	ナースステーション
多床室（3人/室） ←防火扉						イエロー ←扉	

343	342	341	340	339	338	337	336	335	333 NS/準備室	332	331

3階病棟の防火扉から西側の8部屋（340〜348号）と350号は、陰圧室になっている。エアロゾルが発生する酸素吸入や痰の吸引、人工呼吸器を装着する患者が入室する。他の病室には換気扇が付けられている。5階病棟の3部屋と合わせて、市立病院には12の陰圧室がある。

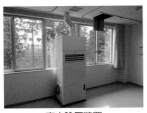

室内陰圧装置
室内の空気をHEPAフィルタ※で処理後に屋外に排気し、部屋を陰圧にすることで、空気感染、飛沫感染の危険がある病原体等が室外に漏洩することを防止する
※高性能空気フィルター（High Efficiency Particulate Air Filter）：定格風量で粒径が0.3μmの粒子捕集に対して99.97%以上の粒子捕集率をもつフィルター

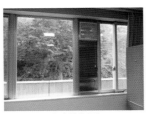

室内換気扇
一般的な換気扇で風の流れを作るが、陰圧装置と異なり、空気感染を来す病原体の場合、不適である

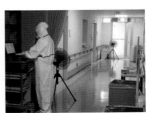

扇風機による換気
奥の非常ドア（網戸付き）に向けて扇風機を回し、風の流れを作る

染が起こるもので、エアロゾル感染とは区別される。

　このエアロゾル感染を防ぐためには、こまめな部屋の換気が重要で、エアロゾルの発生しやすい痰の吸引処置や人工呼吸器を使用する場合は、陰圧室が必要とされている。市立病院でも冬場にかけて気温が下がり空気が乾燥すると、感染の再拡大、さらにインフルエンザとの同時発生による患者急増が懸念されていた。さらに、感染がひとたび高齢者や基礎疾患のある患者に波及すると一挙に重症患者が増えることから、病棟の換気対策は急務であった。

　市立病院の陰圧室は2部屋であったが、37人受け入れ（パターンC）を想定し、3階病棟の7部屋と5階病棟の3部屋の合計10部屋に陰圧装置を新たに設置することが対策本部会議で決まった。軽症患者に使用する3階の残り5部屋には、一般的な換気扇を壁に取り付けることになった。患者入院中の大規模な工事となることから、機器の搬入日、作業日程の調整など綿密な計画が必要で、作業には困難が想定された。そのため、患者が入院していない5階の陰圧化工事を先行して行い、完成後に3階の患者をいったん5階に移動したうえで3階の工事を開始する2段階工程とした。

　2020年7月に発注したが、全国での需要が多く陰圧装置の製造が間に合わないこと、作業員の確保が難しいなどにより工事開始が10月下旬となってしまった。幸い7月から始まった第2波は小規模であったため、各部屋の窓は網戸を利用し常時20cm程開けておくこと、また、廊下の先にある非常階段のドアのガラスも一部を網戸に交換し、ドアに向けて大型扇風機を回すことで風の流れを作る工夫をした。10部屋の陰圧化工事も10月末の患者増で一時延期されたが、およそ1か月の工期で11月末には完了した。

充実した検査体制

　コロナウイルス検査で行われる PCR（Polymerase Chain Reaction：ポリメラーゼ連鎖反応）検査は、病原体の遺伝子（DNA または RNA）を増幅して感染の有無を判定するもので、肝炎ウイルス、HIV などのウイルスの他、結核菌など細菌の同定にも用いられる。ごく微量の遺伝子でも、人工的な複製により増幅され検出が可能になるため、陽性と判定された場合は確定診断となる。

　同じ遺伝子を調べる検査に、日本の栄研化学が 20 年ほど前に開発した LAMP（Loop-mediated isothermal amplification）検査がある。感度が PCR 法と比べやや劣るものの、分析手技が簡便で短時間で結果が判明することから、国内でも広く行われている。テレビや新聞報道で使われる「PCR 検査」とは、遺伝子検査のことで LAMP 検査を含む。LAMP を簡易 PCR 検査と表現する者もいる。

　ウイルスに感染しているかを判定するもう一つの検査に抗原検査がある。遺伝子を検出するのではなく、ウイルス特有のたんぱく質（抗原）を調べるもので、遺伝子検査に比べ手技が簡便で、短時間（30 分 ～ 1 時間）で結果が判明する利点がある。感度は遺伝子検査より劣るものの確定診断に用いられる。

　国内初の感染者が発生してから 2 か月程が経った 3 月、韓国ではすでに 1 日に 10,000 件を超える PCR 検査が行われていたが、日本では 1,000 ～ 2,000 件程度で遅れが目立っていた。遅れの原因としては、検査を行う保健所・地方衛生研究所などでの解析機器や人材など資源の不足、検体採取のためのマスクやフェイスシールドなどの防護具不足などが挙げられていた。当初 PCR は行政検査とされ、検査対象は海外からの帰国者と濃厚接触者、ならびに医師が必要と判断した患者とされていた。検査も保健所・地方衛生研究所に限定され、これら機関での検査能力に依存していた。解析機器も十分でなく、保健所職員も積極的疫学調査の方針のもと、感染経路や濃厚接触者の追跡調査に追われていた。しかし、無症状の患者が 2 割程度存在し、有症状者と比較し弱いものの感染力を持っていることが明らかになり、さらに、潜伏期間も 14 日と長く、感

新型コロナウイルス検査

種　　類		目　的	検　体	精　度	所要時間
遺伝子検査	PCR 法	現在の感染の有無	鼻咽頭ぬぐい液、唾液	高い	1 〜 2 時間
	LAMP 法				1 時間
抗原検査	定性			低い	30 分程度
	定量			遺伝子検査にやや劣る	30 〜 60 分程度
抗体検査		過去の感染の有無	血液	未確定	30 分程度

染経路が不明な患者が急増するとこの方針では対応が困難になっていた。

　そこで国は PCR 検査を 3 月 6 日から医療保険適用とし、診察をした医師の判断に基づき、保健所を経由することなく依頼ができるとした。同時に LAMP 検査も保険適応となった。これにより、民間検査機関の検査能力が増強され、さらに院内での検査導入が進むことになった。

　市立病院でも方針変更を受け、さっそく遺伝子検査を民間検査機関と契約する一方で、院内実施のため PCR 解析装置の購入を進めた。検体の搬送を考慮すると民間に依頼した場合、結果判明に 1 〜 3 日を要するため、緊急入院や手術に対応するためには院内検査が不可欠であった。機器は米国のベックマン・コールター社製に決まったが、需要が多く納品に 2 か月かかり、6 月から院内 PCR 検査が始まった。これにより、保健所が行う行政検査、民間検査、院内検査の 3 つが揃い緊急度に合わせた検査体制が整った。

　第 1 波での検査体制の遅れは、無症状者による感染拡大のみならず、病床ひっ迫の大きな原因となった。疑似症患者の増加である。発熱や下痢症状でコロナ感染が疑われる患者が受診した場合 PCR 検査を行うが、当初、行政検査では結果判明に 3 〜 5 日を要していた。症状が強く、CT で肺炎を認めるような場合は、結果が判明するまでは入院が必要になる。入院は感染確定者との同室はできず個室隔離が必要となり、防護具の着用など看護師の対応も確定者とまったく同じである。

　PCR や LAMP 法などの遺伝子検査は、特異度は 99％と高い一方で、感度は

70%とされ、感染者であっても3割程度が陰性と判定されてしまう。そのため、移動歴や接触歴、症状からコロナ感染が強く疑われる患者では、1回目の検査が陰性であっても、入院を継続し検査を繰り返す必要がある。感染流行地への移動歴があり、発熱とともにCTでコロナ肺炎を示唆するすりガラス様陰影を認めた若者で、3回の検査が陰性で肺炎の改善までに9日間入院を要した患者もいた。このような疑似症患者は、新興感染症の流行初期で、まだ検査体制が整っていない時期には多数発生する。市立病院でも1例目の入院から2か月が経った4月16日の時点で、確定患者12人に対し疑似症患者が倍以上の26人が入院しており、個室の確保と、検査体制の充実が急務となっていた。

　市立病院が導入したPCR解析装置はコンパクトなカセット式で、1～2時間で最大で4検体の検査が可能であった。しかし、採取した検体と反応させる試薬の確保に苦労した。そのため市立病院では、試薬の確保が容易で、以前から使用していた解析装置で検査が可能なLAMP法が主流となった。1時間で最大28検体の検査が可能なのも魅力であった。20年2月から21年5月までの15か月間で、4,390件の遺伝子検査が行われた。遺伝子検査は、PCR、LAMP法ともに所要時間が異なるものの、解析には熟練した技術が必要であ

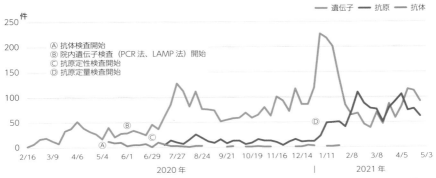

市立病院の新型コロナウイルス検査の推移
（2020年2月16日～2021年4月30日：週単位集計）

2020年2月16日から2021年4月30日までの15か月で、遺伝子検査（PCR法、LAMP法）は4,390件、抗原検査は1,480件、抗体検査は109件行われた。第1波では検査は外注していたが、2020年6月に院内で遺伝子検査が可能（Ⓑ）となり、第2波以降はほぼ全数が院内で行われている。多い週では200件を超えた。その後、感度が高い抗原定量検査が開発され、市立病院でも2021年1月から導入（Ⓓ）した。遺伝子検査に比べ分析手技が簡便なため、検査件数が急増した。

ることから、特定の技師しかできないのが欠点であった。市立病院でも15人の検査技師のうち、検査ができるのは2人に限られていた。休日・時間外の負担が大きく、一般の検査技師でも可能な抗原検査への期待が高かった。

　抗原検査は、20年6月に定性検査を導入していたが精度に問題があり、使用頻度は少なかった。その後、微量なたんぱく質（抗原）の検出も可能な定量検査が開発されたため、21年1月から導入した。抗原定量検査は、精度も高く30〜60分程で結果も判明することから、件数も伸び現在では遺伝子検査と同程度行われている。感染症指定医療機関でもある市立病院では、院内感染防止の観点から、警戒レベル3以上では入院患者全員に対し、レベル2以下ではエアロゾル発生の危険の高い全身麻酔や内視鏡手術に対して、事前に抗原定量検査を行っている。

第3章

雲外蒼天

第3波の始まり

　第2波の収束後、2020年10月に入っても1日に東京都が観光需要喚起キャンペーン「Go to トラベル」の対象に追加されるなど、全国的に患者発生は落ち着いており、気のゆるみを懸念する声も聞かれていた。

　市立病院では、入院患者を対象にオンライン面会を開始し、冬場に向けて屋外テント使用の発熱外来を屋内に移設する作業が始まっていた。しかし、それも束の間、松本広域圏で最初の医療従事者の感染を皮切りに、10月下旬から再び患者が発生し始め、11月9日までに松本、長野、北信広域圏がレベル2に引き上げられた。11月中旬には全国でも患者が急増し、北海道や東京、愛知、大阪といった都市圏の繁華街で再び感染が拡大し、第3波が始まった。

　このような中、長野市の歓楽街で8月以来となるクラスターが再び発生し、わずか6日で長野市は警戒レベルが2から4に引き上げられた。圏域内での入院が困難となり、市立病院にも11月15日には5人の患者が搬送された。受け入れ体制はパターンB（16人受け入れ）としていたが、一般の入院患者も多く、回復期リハビリ病棟へ対象外の患者の入院、地域包括ケア病棟を増床（1部屋3床を4床に）して対応した。

　19日には東京都の1日の新規患者が、500人を超えて全国的な感染拡大にも歯止めがかからない状態になっていた。5月のGWとは異なり、11月の3連休中、観光地は大勢の人出で混雑し、Go to トラベルの中止を求める声も相次いだ。国宝松本城も開場前に300人が並び、待ち時間も60分以上と平時の賑わいが報じられていた。県内の患者拡大も続き24日には全県がレベル3に引き上げられた。市立病院では、7月から計画していた10部屋の陰圧化工事も11月末には完了し、院内の陰圧室は全部で12部屋となり年末年始を想定した感染爆発への準備は計画通りに進んでいた。

　12月に入ると、北海道旭川市の二つの病院で大きなクラスターが発生した。入院患者109人を含む214人が感染し患者43人が死亡した永寿総合病院（東京・台東区）を上回るなど、各地で感染が拡大していた。北海道、大阪では看

護師不足が深刻で、医療提供体制は危機的状況となり、自治体は自衛隊に派遣を依頼した。長野県内でも北信広域圏の感染拡大は収まらず、12月2日にはレベル4に引き上げられた。松本広域圏でも日に2〜3人の新規入院が続いていた。

　病床不足が懸念される中、同12日には以前から要望の強かった無症状者、軽症者の療養施設（ホテル）が中信地区に開設された。最大で100人までの収容が可能で、年末年始の感染爆発期には一時80人近くが入所し、病床ひっ迫

テレビ通話で患者と面会

松本市立病院 コロナ禍の家族つなぐ

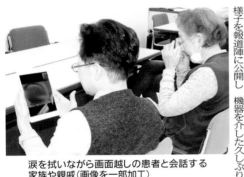

涙を拭いながら画面越しの患者と会話する
家族や親戚（画像を一部加工）

　松本市立病院は今月、タブレット端末を使って患者と家族が面会する「オンライン面会」を開始し、28日に様子を報道陣に公開し機器を介した久しぶり

た。新型コロナウイルスの影響で4月から直接の面会は全面禁止し、9月半ばから入院している市内の男性患者（95）と家族や親戚がオンライン面会した。面会禁

止期間が長引く中、スマートフォンなどを使えない高齢患者や家族を中心に不安や寂しさが募っていたという。利用は予約制で自宅からのオンライン面会にも応じる。同院は「今できる最大限の取り組みをして利用者の気持ちに応えたい」としている。

の“再会”に、関係者は「笑顔があふれた」と話していた。市内の奉仕団体・松本西南ロータリークラブが先月同病院に寄贈したタブレット6台を活用して始めた。

ているが、テレビ通話機能で両者をつなぐ。

病室の男性と別室の家族にそれぞれタブレットが渡され、画面越しに会話した。

　互いの声や表情に接するのは約40日ぶり。「おじいちゃん、元気だった？」と語り掛ける子供や兄弟は思わず涙を拭い、男性も声を詰まらせた。泣き笑いしながら10分間、近況を報告し合い、長男

（66）は「声に張りがあり顔も見られて安心した。2度3度と利用し

　長引く面会の全面禁止への対応として、10月からタブレット端末を活用したオンライン面会を開始した。利用は予約制で、自宅での面会にも応じた＝市民タイムス2020年10月29日（同社提供）

（有賀文香）

ゆく年 検査に追われ 松本

東京感染1300人超す

新型コロナウイルスの感染拡大は年末も止まらず、県内の医療機関は大みそかの31日も対応に追われた。松本市立病院では車から降りることなく受けられる「ドライブスルー方式」の検査に対応し、検査を求める人が次々と訪れた＝写真。看護師がドア越しに検体を採取し、午前9時すぎには順番待ちの車列もできた。国内で31日に報告された新規感染者は1日当たり初めて4500人を超え、東京も初の4桁となる1337人だった。

【関連記事2・39面に】

大みそかの市立病院＝信濃毎日新聞
2021年1月1日

病床拡張 増す現場負担 松本市立病院

松本市立病院には31日朝の段階で他の広域圏も含む感染者12人が入院していた。県内の11の感染症指定医療機関の一つとなっており、感染者増加の負担感は増している。

31日午前10時前、感染者が入院する病棟手前の部屋では、看護師3人が緊張した表情で防護服を身に着けていた。看護師が3チームに分かれ24時間態勢で入院患者に対応している。

防護服を着ると専用の靴に履き替えて病棟へ。看護師らは患者の病状確認などに加え、病棟内の部屋やトイレなどの清掃も行う。松本広域圏でも感染者が相次いでおり、病院幹部は「例年とは違う非常に緊張感のある年明けになる」と話した。

感染者が入院する病棟に入る前に防護服を着用する看護師たち＝31日午前9時53分、松本市立病院

松本市立病院には31日朝の段階で他の広域圏も含む感染者12人が入院していた。県内の11の感染症指定医療機関の一つとなっており、感染者増加の負担感は増している。

松本市立病院では31日、病床を16から25に拡張。病院の負担感は増している。

大みそかの市立病院＝信濃毎日新聞
2021年1月1日

94

の解消に大きな役割を果たした。

　年末になると、重症化の危険があり1週間前に転院した80代の男性が死亡したとの報告に、病棟内は重い空気に包まれていた。発症前は日常生活も自立し認知症もなく闊達な老人だった。

　全国でも連日、各地で過去最高の患者数が報道される中、25日に空港検疫でイギリスから帰国した5人から変異ウイルス（後のアルファ株）が検出されたことが発表され、緊張感はさらに高まった。27日には長野県選出の羽田雄一郎参議院議員が、症状出現後わずか3日でコロナ肺炎のため急逝したとの訃報が報じられた。松本広域圏は、12月後半になっても発生者ゼロの日もあり、比較的落ち着いているかに見えたが、28日の高齢者施設でのクラスター発生により状況は一変した。

松本モデル崩壊の危機

　「医療崩壊　始まりつつある」。2021年1月8日の地元の朝刊に大きな見出しが載った。松本医療圏では、1月5日に警戒レベルが4（直近1週間の新規感染者数が人口10万あたり10人）に引き上げられ特別警報が出されたばかりであったが、その後も感染は拡大し2日後には直近の1週間（1月1日〜7日）の新規感染者が97人（人口10万あたり23人）に上り、レベル5に達していた。

　前年の12月後半、松本広域圏は新規発生が日に1〜2人程度でゼロの日もあり、他の広域圏と比較して小康状態を保っていた。感染症病棟は16人受け入れ体制（パターンB）をとっていたが、病床利用率も50％以下で長野や佐久広域圏からの患者を受け入れる余裕があった。全国的にも第3波が猛威を振るい、各地で連日過去最高の感染者が報告される一方で、県内はいったん落ち着き24日には全県がレベル3以下に引き下げられていた。そのような中、県選出の羽田雄一郎参議院議員（53歳）が、発熱症状からわずか3日目にコロナ肺炎で急逝したとの報道に大きな衝撃が走った。その後の苦境を暗示するかのようなこの訃報が、年末年始の空気を重苦しくする中、再び松本、佐久広域圏を中心に感染が急拡大した。

　松本広域圏では、年末まで大規模なクラスター発生はなかったが、28日に市内の高齢者施設に入居する90代男性の感染発覚を契機に様相は一変した。男性は発症の3日前まで相澤病院に入院しており、同病院は30日にオンラインで記者会見を開き、男性と同室だった3人と他の病棟にいた1人の感染判明を公表した。さらに、すでに相澤病院を退院した別の1人の感染も確認された。この高齢者施設には、比較的日常生活が自立している高齢者が入所していたが、その後も、入所者や施設職員の入院が年明けの1月24日まで続き、入所者・職員合わせて26人の集団発生となった。

　有料老人施設、相澤病院での発生の他、中京圏から帰省した大学生の焼肉・カラオケ会食、食料品スーパー、居酒屋での集団発生が重なり、市立病院では、

20年の年末は毎日3人以上の新規入院が続いた。受け入れ病床16床も30日には満床になり、5階病棟に準備してあった9床の運用を開始し25床まで拡張した。しかし、大晦日には5人、元日にも4人の新規入院が続き、感染拡大はとどまる所を知らなかった。無症状、軽症者は中信地区のホテルへの入所を進めたが、それでも新年になってからも毎日4人以上の新規入院が続き、10日足らずで用意した25床も満床となった。会食や宴会が起点となった感染が、家庭や職場内で感染の連鎖を生じていた。

阿部守一知事は5日、「全県の直近1週間の感染者数が過去最多となった。松本地域、佐久地域で感染者が増えている」と強い危機感を示し、松本広域圏の感染レベルを4に引き上げた。この日に発表された1日当たりの県内の感染者は44人で、うち松本広域圏が県外からの帰省者を含め21人を占めていた。

さらに追い打ちをかけるかのように、認知症のある高齢者が入所するグループホームで新たなクラスターが発生した。患者は歩行も困難で車椅子で入院することも多く、病室内ではベッドから転落する者、部屋内を徘徊し排泄場所を間違える者、点滴を抜去してしまう者など24時間目が離せない状態が続いた。肺炎が悪化し酸素吸入の他、頻回の痰の吸引や体位交換が必要な重症者が急増し、看護師の負担は格段に増していた。

12月末までコロナ入院患者を受け入れてきた病院は市立病院、まつもと医療センター、信州大学附属病院の3病院であった。市立病院は年末の病床ひっ迫を受け、年明け早々に病床を最終計画である37床に移行する準備に入った。大規模な感染症管理区域の変更のためには、まず一般入院患者を他病棟へ移動しなければならない。予定外の退院や転院をうながす場合もある。また、区域内のナースステーション、休憩室、物品庫の移動の他、コロナ患者が使用している生活用品や備品を感染に注意しながら移動しなければならない。5日程度の移行期間が必要と考えられた。まつもと医療センターも年末年始の患者急増を察知し、病床を8床から15床にまで拡充し、重症者だけではなく酸素吸入が必要な中等症患者の受け入れを始めた。

年末年始のわずか1週間でステージ3（感染急増期）からステージ4（感染爆発期）に進行しており、重症者の増加とともに病床はひっ迫し危機的状態に

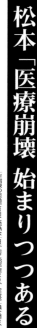

松本「医療崩壊 始まりつつある」

市立病院長 強い危機感

新型コロナウイルスの感染者が急増している松本市で、7日、1日単位では最多の23人の感染が確認された。PCR検査件数も急増。松本市立病院の感染症指定医療機関で、5日には50代女性職員1人の感染が分かった松本市立病院の中村雅彦院長は、記者会見で「医療崩壊が始まりつつある」と言及。市民や経済界の危機感もさらに強まっている。

「医療崩壊が始まりつつある状況」。7日、オンラインで取材に応じた同病院の中村院長は、重い口調で訴えた。女性職員の感染により緊急以外の手術受け入れを停止しない一般医療にも影響が及んでいる。

同病院の医療従事者の感染判明は昨年4月、同市島内に設けた「外来・検査センター」で、PCR検査の採取などに携わってきた医師ら数人が感染して以来だという。

中村院長は、民間病院や高齢者施設での集団発生などについて「感染者が急増している」と指摘。「年末年始で看護師は疲弊しきっている」とし、「検査体制強化を検討している」とも話した。

県内 17市町村で感染判明

長野県と長野市は、新型コロナウイルスに感染したとの届け出が7日、計56人になったと発表した。県内の17市町村で感染が判明した。

【1面参照】

年末年始の「第3波」で1月7日、松本広域圏ではそれまでで最も多い1日23人の感染を確認。著者は記者会見で「医療崩壊が始まりつつある」と言及した＝信濃毎日新聞2021年1月8日

居住市町村別の感染者数（7日発表）

市町村	人数	男性	女性
長野市	7	2	5
松本市	18	11	7
上田市	1	1	
岡谷市	3	2	1
諏訪市	2		1
須坂市			
小諸市	19	7	12
茅野市	1	6	1
佐久市	1		
千曲市	1	1	
東御市	1	1	
安曇野市	5	1	4
佐久穂町	1	1	
軽井沢町	1	1	
御代田町			
南箕輪村	1	1	
白馬村	2	1	1
県 外	2	1	1
合 計	79	40	39

県内の感染者数の推移 ※確認日で集計

累計（右目盛り）

1月6日 1433
12月15日 1006
11月17日 525
9月18日 301
7月28日

陥っていた。極めて短期間での感染急拡大は３つの病院だけでの受け入れでは限界となっていた。

　さらに悪いことに、市立病院の感染症病棟に勤務する職員１人の感染が５日に判明した。年末から民間病院や高齢者施設での集団発生が続き、重症者とと

もに認知症のある高齢者も増え業務負担は増していた。濃厚接触者1人を含む職員、患者の合計227人に行った検査では、全員の陰性が確認され2次感染はないと判断した。職員の感染経路は院外での市中感染の可能性も考えられたが、院内での感染波及を防ぐため、同病棟に入院する21人の一般患者の移動（退院、転棟）を2週間制限せざるを得なくなった。

このことにより、病床拡張計画は遅れることになり、最終的に1月15日を37床運用の開始日と定めた。また、当初は一般重症患者や手術後の管理を行う3階の集中治療室（HCU）4床と一般用の2部屋を残す計画（パターンC）であったが、職員の動線が混在することを避けるため、これらの病床も一時閉鎖し3階病棟全体を完全に感染症対応（パターンE）とすることを決めた。市立病院は3階病棟に急性期機能が集中しており、特にHCU病床の閉鎖により救急患者の受け入れ制限や、手術の中止または延期など、病院機能を一部停止せざるを得なくなった。

相澤病院では、年末の発生判明後も重症化の危険が高い透析患者者や、救命救急センターを受診した患者、研修医を含む同センター職員の感染が続いていた。同センターを利用した患者から複数発生していることから、同センターが感染源となっている可能性が指摘された。同病院は11日の記者会見で、同日までに確認された15人のうち5人は救命救急センターに勤務する職員で、センター内の休憩室で感染が広がった可能性が高いと説明した。また、当初は通常診療を継続していたが、12日から当面の間、救急車以外の救急患者の受け入れを一時停止することも発表した。

松本広域圏での救急医療の要でもある同病院の救命救急センターは、救急搬送患者だけでも年間に広域圏で発生する患者の4割にあたる6,000人を受け入れていた。さらに、救急車で搬送される患者以外に1日に50〜60人程が来院しており、その受け入れ中止は松本広域圏での救急医療体制に重大な影響を及ぼすことになる。発表により、近隣の医療機関では早急の受け入れ調整を迫られた。コロナ診療と救急医療の中核として、松本モデルの骨格とも言える市立病院と相澤病院の診療体制の混乱により、松本広域圏での「医療崩壊の始まり」が現実味を帯びていた。

松本広域圏での医療崩壊を防ぐため、緊急で保健所と院長間での電話会談が繰り返された。その結果、非常事態に対応するため、安曇野赤十字病院と松本協立病院が病床を開設することが決まった。1月10日に安曇野赤十字病院が4床、12日には松本協立病院が3床を開設、その後も患者増加に合わせて安曇野赤十字病院は8床まで拡充した。さらに、18日に緊急の松本広域圏救急・災害医療協議会の院長会議がオンラインで開催され、広域での救急医療体制を維持するために緊迫した議論と松本市医師会長による調整が行われた。

　その結果、相澤病院の2次救急当番をまつもと医療センター、安曇野赤十字病院、松本協立病院が受け持つこと、また、脳神経外科単科の病院や、コロナ入院患者を受け入れていない病院群が積極的に救急患者を受け入れていくことが確認された。相澤病院での院内感染は、職員・患者の31人に及んだが、保健所や県のクラスター対策チームとの懸命な対策、また医療機関の診療連携により1か月で収束し、25日からは救命救急センターは従来通りの救急診療を再開した。

　2020年4月に成立した松本モデルの骨格は、松本広域圏においてコロナ診療の中心となる病院と、コロナ禍においても遅滞の許されない救急医療とがん診療を維持する病院の、2本の柱を明確にすることにあった。コロナ診療には市立病院（軽症、中等症患者受け入れ）と、まつもと医療センター（重症患者受け入れ）が中心となり、もう一つの救急医療・がん診療の柱は、相澤病院が担った。

　まつもと医療センターは当初、重症患者をHCUで8床受け入れる計画であった。幸い第2波までは松本広域圏での重症患者は少なく、同センターでの受け入れはなかった。HCUの閉鎖は、手術後の管理や救急患者の受け入れを中止する事態になり、病院機能の大転換となる。そのため同センターでは一般診療への影響を最小限にとどめるため、11月に一般病棟を改築し、陰圧室、集中治療室を備えたコロナ病棟を整備し受け入れ病床数を拡充していた。

　同病院のコロナ入院患者は、12月には重症者を含む6人であったが、年末年始の患者急増に即応し、1月は軽症から重症まで22人を受け入れた。その後も、毎日、私とは院長同士（ホットライン）で連絡を取りながら情報共有と入院調整を行った。現場で奮闘するスタッフに代わり、病院間の入院調整は混

乱を避けるためにも院長がトップダウンで行うことが、2人の間で了解事項となっていた。一方、安曇野赤十字病院、松本協立病院もコロナ患者の受け入れが進むなど、松本モデルもステージ4に対応した最終形に入り、何とか瀬戸際で医療崩壊を免れることができた。

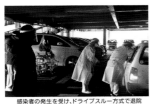

感染者の発生を受け、ドライブスルー方式で退院患者を検査する市立病院（8日、市立病院提供）

県は2021年1月8日、年末から感染拡大が続く松本圏域のうち、特に顕著な松本市の警戒レベルを5に引き上げ「特別警報Ⅱ」を発出した＝市民タイムス2021年1月9日（同社提供）

市内 感染警戒レベル5
県が引き上げ 特別警報Ⅱ

県は8日、新型コロナウイルスの感染者が急増している松本圏域のうち、特に感染拡大が顕著な松本市を単独で県独自の感染警戒レベルを5に引き上げ、「特別警報Ⅱ」を発出した。県は松本市との連携を強化し、高齢者や基礎疾患のある人への不要不急の外出自粛や、大人数での長時間の会食を控えるよう要請する。市内の高齢者施設で働く人の不要不急の外出自粛も含めて検査を行うなど「ア項目＝表＝の対策を実施する。

県と松本市が実施する新型コロナ感染症対策
- 高齢者や基礎疾患のある人に対して不要不急の外出自粛を要請
- 大人数、長時間の会食の自粛を要請
- 首都圏など感染拡大地域への訪問自粛を要請
- 大人数が集まるイベント開催は慎重な検討を要請
- 人が集まる公共施設の休止を検討
- 高齢者施設の従業員は無症状者も含めてPCR検査を呼び掛け、実施
- 在宅勤務やテレワークを実施し、人との接触を減らすよう要請

松本圏域の警戒レベル5の発出は、直近一週間（1日〜7日）の新規感染者は当たりの新規感染者は23.02人で引き上げの基準値を超え、感染者を求めた。臥雲市長は「万針を受け止め実効性のある取り組みに努むという。

阿部守一知事は「早期に収束させるため、医療提供体制のひっ迫を受け、「医療アラート」を新たに設定、県内全域での医療への訪問は慎重に行わないことを求める。

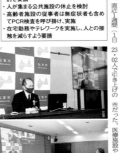

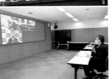

松本市の感染警戒レベル引き上げについて協議する臥雲市長（上）と阿部知事（下）

受け入れ病床 8割埋まる
市長、医療体制継続に注力

松本市は8日、県独自の感染警戒レベルが約8割に達し、圏域内唯一の感染症指定医療機関、市立病院（波田）には12床確保し、本日時点で25人が入院している。臥雲義尚市長は「最も危機的に置かれているきは医療体制のひっ迫」と現状を懸念。迫る医療崩壊を避けるためにあらゆる対策に臨む。

市や県によると、受け入れ可能な病床数に対する入院患者の割合が約8割に達し、圏域内唯一の感染病床を16床から25床に増やした。臥雲市長は「他の医療機関との」ベッドコントロール（病床管理）で、患者のトリアージ（緊急度の選別）、療養環境のさらなる拡充にも取り組む」と述べた。

県の要請を受け、市はまつもと市民芸術館、福祉ひろばなどの公共施設などの業務停止などを決めた。職員については、在宅勤務や時差出勤を推進し、出勤者を常時2割程度削減する。短縮や休業要請を求め、飲食店に対しては市内2カ所で、小諸市でも県内全域への訪問自粛を徹底する。

ジ、緊急事態の選別、療養環境のさらなる拡充にも取り組む」と述べた。

県は感染警戒レベル改正し、従来は圏域内のみだったが、市町村単位で実施できるようにした。市単独で引き上げる諸市にへの引き上げは今回が初めて。「医療アラート」を新たに設定、県内全域への訪問は慎重に行わないことを求める。基本的な対策の徹底や緊急事態宣言が出戸際だ」と述べた。

レベル	アラート	状態
1	平常時	感染者の発生が落ち着いている状態
2	注意報	感染が確認されており、注意が必要な状態
3	警報	感染拡大に警戒が必要な状態
4	特別警報Ⅰ	感染が拡大しつつあり、特に警戒が必要な状態
5	特別警報Ⅱ	感染が顕著に拡大している状態（ステージ3相当）
緊急事態宣言（特措法に基づく）		国民生活及び国民経済生活に甚大な影響を及ぼす恐れがある状態（ステージⅣ相当）

※圏域に加え、市町村単位での引き上げも可能

松本圏域 コロナ病床拡充

年末以降の松本圏域における新型コロナウイルス感染症受け入れ可能病床

	12/28	12/29	1/4	1/8	1/10	1/12	1/15
市立病院	16床（陽性者12、疑似症4）	25床（陽性者21、疑似症4）	→	→	→	→	37床（上限）
まつもと医療センター	11床（中等症以上受け入れ）	11床（軽症以上）		15床			
相澤病院	3床（透析患者のみ）	6床（一般＋透析）					
安曇野赤十字病院					4床		
松本協立病院				振り分け外来開始		3床	
信大付属病院	中等症以上						
県立こども病院	2床（小児重症者のみ）						
中信地区宿泊療養施設	100室						
圏域外調整				開始			

感染拡大 医療崩壊回避へ全力

新型コロナウイルス感染の松本圏域での急拡大を受け、松本市内の病院を中心とした医療連携のレベルが最高段階に引き上げられる。感染症指定医療機関の市立病院（波田）がコロナ病床を病棟単位にまで拡大し、周辺の医療機関が受け入れの間口を広げて病床のひっ迫を抑える。臥雲義尚市長は12日の記者会見で「医療圏全体で連携・協力を図り何としても医療崩壊の事態を回避しなければならない」と危機感をあらわにした。

（長尾浩道）

PCR検査時間延長

医療関係者でつくる松本広域圏救急・災害医療協議会（会長＝杉山敦・市医師会長）が作った入院病床調整計画で感染状況別の4段階のうち最も厳しい「ステージ4」に今週移行する、と臥雲市長が説明した。市立病院は15日から、受け入れ上限となるワンフロア（37床）を丸ごとコロナ対応に充てる。安曇野赤十字病院は10日に4床分、松本協立は12日に3床分の受け入れを開始した。中等症患者を基本に受け入れるまつもと医療センターは軽症者も対象に加えて15床を備える。宿泊療養施設として県が借り上げた宿泊施設（100室）については、利用の増大に備え、訪問診療体制の検討が医療関係者の間で始まっているという。

一方、市も防災物資ターミナル（島内）に開設しているPCR検査センターの受け入れ時間を13日から30分増やして2時間半にし、1日当たりの検査想定数を現状より10件多い40〜45件に増やす。

臥雲市長は「それぞれ最大限の努力をいただいて症状に応じた入院・医療体制を構築する必要がある。『オール松本医療圏』の体制で取り組むことが必要だ」と述べた。

年末年始の感染急拡大を受け、感染症定点5病院と信州大学附属病院、県立こども病院が松本モデルの最終形（ステージ4体制）に入った。調整計画に従い、市立病院がコロナ病床を病棟単位（37床受け入れ）まで拡大。圏内の連携病院も病床を拡充、または新規開設し病床のひっ迫を抑えることになった＝市民タイムス2021年1月13日（同社提供）

医療非常事態宣言の発令

　全国的には、2021年1月7日に1都3県（東京・神奈川・千葉・埼玉）に出された2度目の緊急事態宣言が、14日には7府県（栃木・愛知・岐阜・大阪・京都・兵庫・福岡）に拡大されるなど、年末年始の感染の勢いは続いていた。長野県内でも感染が急拡大し、1月13日時点で、直近1週間の新規陽性者数が386人（1日平均55人）まで増加していた。全県の受け入れ可能病床数に対する入院者の実質的な割合（病床ひっ迫度）は53％まで上昇し、重症者の受け入れ可能病床数に対する入院者の割合は15％となるなど入院調整も困難な状況となり、医療提供体制に大きな負荷がかかっていた。佐久、松本両圏域にレベル5が発令される中、阿部知事は14日に全県に「医療非常事態宣言」を発令した。

　松本広域圏では20年12月後半は患者発生も少なく比較的落ち着いていたが、クリスマスシーズンから年末にかけて会食や忘年会が続き、さらには帰省や観光目的の移動もあり、人と人が接触する機会が格段に増えていた。また、グループホームを含む複数の高齢者施設でクラスターが同時に発生したこと、救急医療の要である相澤病院で院内感染が発生するなど懸念していた事態が重なり、年末年始は爆発的な感染拡大となっていた。1日の新規感染者が10人を超えることも多く、市立病院では用意した25床も満床状態が続いていた。医療非常事態宣言が出された1月14日は、確定患者が23人、疑似症患者が3人の計26人が入院しており、病床はすでにオーバーフローしていた。やむを得ず、トイレ、シャワー専用ルームに一時的にベッドを入れて治療を行っていた。松本広域圏では1月17日には過去最大となる26人の新規患者を記録した。

　複数の高齢者施設でクラスターが発生したため、患者23人中11人が70歳以上の高齢者で、認知症のある高齢者も多く、また健常者も環境の変化でせん妄状態を呈し、指示が通じず部屋から出てしまったり、排泄場所を間違えたり、点滴を自己抜去してしまったりと目が離せない状態が続いていた。検温や痰の吸引をする看護師の手を払いのけ、ベッドから転落、頭部を打撲し急性硬膜下血腫を発症した高齢者もいた。看護師は、本来の看護の他に、食事介助やおむ

つ交換など日常生活の介護、さらにトイレや浴室の清掃など環境整備もせざるを得ず、過酷な勤務が続いていた。担当看護師を10人から14人に増員するなど対応したが、スタッフ不足は深刻になっていた。やむを得ず、回復期リハビリテーション病棟の一部を休床にして、コロナ診療に対応する看護師を確保した。

　さらに、重症者の割合も増え、23人中、半数の12人が酸素吸入の必要な中等症IIの患者で、エアロゾルの発生しやすい頻回の痰の吸引を必要とした。第1波、2波では中等症IIが2割程度であったのに対し、第3波では半数以上で明らかに、重症化リスクの高い患者が増えていた。看護師も以前は1回防護服を着て1時間ほどの業務で済んでいたが、患者に密着する看護も増え、第3波では業務が3、4時間にも及び、防護服の下は汗びっしょりであった。

　発熱外来も年末年始はスタッフを増員して対応したが、毎日、一般救急患者とは別に30人近い受診者が続いた。1人の確定患者が出ると家族や職場などで7、8人の濃厚接触者が発生しPCR検査目的に受診する。また、発熱を主訴

長野県内10広域圏の新型コロナウイルス警戒レベルの推移

広域圏名	2020年									2021年		
	4月	5月	6月	7月	8月	9月	10月	11月	12月	1月	2月	3月
北信	1 2	1		2	3	2	1	2 3	4	3	2 1	2
長野	1	2	1		2 3	2	1	2 3 4		3	2 1	2 3 4 5
上田		1		2	3	4 3 2	1	2	3	4 3	2 1	2 3 4
佐久		1		2 3 2	3 2		1	2	3	4 5	3 2 1	2
北アルプス		1			2 3	2	1	2		4 5	2 1	2
松本	1 2		1		2		1	2	3	4 5	3 2 1	2
木曽		1		2		1		2	3		2	
諏訪		1		2	3		1	2	3	4 3	2 1	2
上伊那		1			2		1			2		
南信州		1			2		1	2	3	4 5	3 2 1	2

2020年4月以降、1年間の長野県内10広域圏の警戒レベルの推移を示す。第2波（2020年7月〜9月）は、東北信地域で感染が流行した。第3波以降では、北信・東信地域の感染が先行し、のちに中南信地域に波及している傾向が見られる。新幹線の路線にあたる東北信で感染が先行している可能性も否定できない。

に受診する患者の中には、脱水症状や下痢など重篤な症状を伴う患者も多い。さらに、他院で陽性と判定された患者の重症度を判定し、入院が必要か、ホテル・自宅療養が可能かの振り分けも市立病院が第3波まで担当してきた。

　判定には診察の他、採血やCT検査が必要で、一般患者との動線を分けるなど大変な神経を使う。発熱外来は、医師や看護師、検査技師、放射線技師が所狭く行き交い、診察室内はiPadでの患者との会話や、看護師への指示、外部からの問い合わせ電話などで騒然とし、さながら野戦病院の様相を呈していた。1月12日には開設以来、過去最高となる49人が発熱外来を受診したが、そのうち13人が陽性患者で5人が市立病院に入院となった。発熱外来が一段落するのは夜7時頃で、その後、受け入れ病院の調整などで患者の入院が夜間におよぶ毎日が続いた。高齢者や、糖尿病、心疾患、呼吸器疾患などの基礎疾患のある患者は、急変の可能性があるため自宅や宿泊施設での待機は困難で、即日入院の必要があり、担当医の業務が終わるのは深夜であった。医師・看護師の疲労はピークに達していた。

　阿部知事は、今がまさに爆発的な感染拡大を食い止められるかどうかの瀬戸際であるとの認識のもと、大切な命と社会を守るため感染症対策を強化し、感染拡大抑止に向けて短時間での実効性の高い対策を打ち出した。

(1)　**保健所体制の強化**
　　各地方部の行政職員5〜10人に保健所への兼務発令を行い、保健所支援体制を増強する。感染状況により行政職員も疫学調査の支援を行う。

(2)　**療養体制の強化**
　　従来から確保している350床を最大限に活用するとともに、臨時的な運用を含めた50床の増床を医療機関に要請する。医療圏域を超えた広域的な受け入れ調整を行う。
　　軽症者等を受け入れる宿泊療養施設について、現在の3か所に加え、新たな施設を早期に開設する。自宅療養者の増加に伴い、安心して療養できるよう健康観察と生活支援の体制を強化する。

(3) ワクチンの円滑接種に向けた体制の整備

　　市町村における接種が円滑に行われるよう、広域的調整および専門的事項に係る相談対応を行うための体制を関係機関の協力のもと整備する。

　　これらの対策により、「全県の感染警戒レベル3以下（1週間当たりの新規陽性者数102人未満）、かつ、受け入れ可能病床数に対する入院者の割合25％未満」を2月上旬までに実現できるよう県民に協力を呼び掛けた。私は宣言にオンラインで同席し、松本広域圏の状況説明の後、今後の課題について提言した。

① コロナから快復した高齢者のリハビリ、退院後の受け入れ先の確保

　　発症前は自立していた高齢者も、2週間を超える入院で日常生活動作が低下し、寝たきり（廃用状態）になってしまうことが多い。感染を生じた高齢者施設は入所を制限しているところも多く、また、自宅退院も困難な状況にある。リハビリ機能を持つ病院への転院など、後方支援体制の強化が必要である。

② 宿泊施設での診療強化

　　宿泊施設に入所した患者が、症状の悪化により緊急入院になるケースも多い。宿泊施設への訪問診察や、タブレット端末を使った対面診察（オンライン診察）が必要である。また、現在では禁止されている処方を可能にするなど診療体制の強化も必要だ。

③ 看護師の負担軽減

　　看護師不足は深刻で、本来の看護業務の他に介護業務や、清掃業務も行い過酷な勤務状況が続いている。業務を担当するにはトレーニングが必要で、また、勤務にあたり家族や家族の勤務先の理解が得られない場合もあり、必要な看護師の確保が困難な状況である。看護補助者や清掃業者等への働きかけをお願いしたい。

ワクチンが普及するまでの間、いかにして重症化を防ぎ、死者を出さないかが課題である。しばらくの間、マスクの着用、手洗い、うがい、3密の回避など感染予防策を徹底することはもちろんだが、会食を控えること、移動の制限

	意味
医療非常事態宣言	医療提供態勢の逼迫（ひっぱく）が懸念される状態
医療警報	医療提供態勢への負荷が拡大している状態
通常	―

新型コロナ 医療機関「逼迫」

地元広域圏病院 33人入院できず

県「医療非常事態宣言」

「医療非常事態宣言」について説明する阿部知事（右）とオンラインで記者会見に参加した松本市立病院の中村院長＝14日、県庁

県は14日、急増する新型コロナウイルス感染者の患者を受け入れて県内医療機関の負担が増し「医療提供態勢の逼迫が懸念される状態」になったとして、負担の重さを3段階で示す「医療アラート」のうち、最も重い「医療非常事態宣言」を初めて出した。感染者数が早急に減少傾向に転じなければ、通常医療にも影響が出て「救える命も救えなくなる恐れがある」と判断した。

【阿部守一知事・1面】

【焦点3面、関連記事34面に】

県の医療アラートは8日に運用を始めたばかり。1週間弱で最も厳しい宣言をすることになった。阿部知事は14日の記者会見で、感染の急拡大で地元広域圏の病院に入院できない感染者が14日時点で33人に上ると説明。中等症や高齢者の患者が増え、医療従事者に負担が増えるとして地域医療が弱っていると指摘。

県民に対しては人と接触する機会が出るとして、高齢者や基礎疾患のある人には不要不急の外出を控えるよう要請。政府の緊急事態宣言が出たり、都府県など県外の感染拡大地域への訪問は極力控えるよう求めた。感染の恐れが高まる大人数や長時間の会食は、自宅や職場でも控えるよう求めた。市町村と連携して迅速なワクチン接種の態勢づくりに取り組む。政府の飲食業界支援「Go To イート」も一時停止する。

県内では1月初めにかけて感染者が急増。県が県内で新型コロナ患者向けに確保した入院確保病床（350病床以上）に迫る500病床以外で受け入れた感染者を除いた場合、「3」（350病床以上）に迫る入院者数となり、非常事態宣言の基準の一つの50％を4日連続で超えた。

県独自の感染状況を示す「感染警戒レベル」が「3」以下（1週間当たりの新規感染者数が10万人当たり10人未満）となり、病床使用率を25％未満に抑えることを目指す。

型コロナ感染者向けの350病床に加え、臨時に50病床をめいっぱい確保する。病床の負担を軽減するため、軽症・無症状者向けの宿泊療養施設や自宅での療養も推進。県が用意した宿泊療養施設に入っている無症状や軽症者の松本広域圏では、感染者向けの松本広域圏でも病床が足りない状況が続いていると説明。

新たに受け入れを始めた宿泊療養施設にも「目が離せない状態になってしまったりすることもあり、本来の看護業務に加え、介護の業務が発生している」と訴えた。「緊急性のない手術や検査の延期・中止をせざるを得ない」と説明。「ワクチンが普及するまで、死者を出さないため重症化を防ぎ、感染対策を徹底し、会食を控えることや、移動の制限をお願いしたい」と呼び掛けた。

受け入れ限界間近　看護「過酷な状況続く」

松本市立病院長　窮状を説明

阿部守一知事が「医療非常事態宣言」を出した14日の県庁での記者会見に、松本市立病院の中村雅彦院長がオンラインで参加し、新型コロナウイルス感染者を受け入れる医療現場の窮状を説明。病床や看護師の窮状を訴え「県民の一人一人との接触を減らすために何ができるか考え、行動につなげてほしい」と訴えた。

同病院は昨年12月30日に感染者の受け入れ病床を16床から25床に増やしたが、1週間して、15日に急性期病棟を閉鎖し、感染症向け病床を37床に増床することで対応する。

現在の感染症状況は「行くと言うより感染爆発」と表現。コロナ対応の病棟を閉鎖するため一般病棟を閉鎖した病院でも出ているとし、「緊急性のない手術や検査の中止をせざるを得ない」と説明。

県の医療非常事態宣言に伴う県民への要請

- 人との接触を極力減らす。高齢者や基礎疾患のある人は、不要不急の外出を控える（通院や食料の買い物、出勤、健康維持の散歩などは除く）
- 感染拡大地域への訪問を極力控える（受験、遠隔では難しい仕事は除く）
- 大人数、長時間（おおむね2時間超）など感染の恐れが高い会食（自宅、職場も含む）は控える

県は今後の対策として、新...

県が「医療非常事態宣言」を初めて発出。年末年始の「第3波」により医療機関の負担が急増したため、負担の重さを三段階で示す「医療アラート」のうち最も重い位置づけ。市立病院も受け入れの限界が間近に迫っていることを訴えた＝信濃毎日新聞2021年1月15日

などの徹底をお願いしたい。都会と違って、まだ感染経路が不明な患者は2割程度で、残りは感染予防が可能である。県民の一人一人が、人と人とが接触する機会を減らすためには何ができるかを考え、そのための行動変容をお願いしたい──と訴えた。

　また、県の医療非常事態宣言発出を受け、市立病院看護部は1月21日にオンラインで記者会見を行った。百瀬久美外来師長は、「感染者が1人でも減れば、職員の負担が軽減され、離職防止にもつながる」と現場の窮状を説明し、住民に感染対策への協力を要請した。また、山名寿子看護部長は、「どのような状況でも、看護の質は落としたくない」とし、「皆で気持ちを一つにして、この未曽有の危機を乗り切りたい」と決意を示した。

感染症病棟に勤務する職員の集団感染

概要

　2021 年 1 月 14 日に県の医療非常事態宣言が発令されると、松本広域圏でも 17 日の 26 人をピークに患者は減少に転じ、25 日は安曇野市の 1 人だけで、松本市ではクリスマスイブ以来、1 か月ぶりに感染者が出なかった。

　そんな落ち着きを取り戻した最中の 26 日、市立病院の感染症病棟に勤務する職員の感染が判明した。最初の職員は 37℃ 前半の微熱が続くため、発熱外来を受診し、同日の検査にて陽性が判明した。CT 検査でも両側肺野に新型コロナウイルス感染症に特徴的なすりガラス様肺炎像を認めた。

　陽性判明を受けて同日、医師を含む同病棟に勤務する職員合計 56 人に対し緊急で検査を行ったところ、さらに 4 人の職員の感染が判明した。その後、2 回目の検査を 27 日、3 回目の検査を 29 日に行い全員陰性であった。ところが、2 月 1 日に新たに職員 1 人に 38.1℃ の発熱と咽頭痛が出現し、再検査を行ったところ陽性が判明した。合計で 6 人の病棟内感染が発覚した。職員の年齢は 30 から 50 代であった。

　同病棟は感染症専門病棟であり、一般患者の入院はなく、また職員も専従のため他病棟への移動はなかった。集団感染発覚後に、延べ 924 回の検査を全職員ならびに一般入院患者に対して行い、感染波及がないことが確認されたため 2 月 25 日に収束したと判断した。

経過

　1 人目の職員の感染が判明した 1 月 26 日昼、松本保健所に報告するとともに、夕方緊急の対策本部会議を招集し職員の勤務歴、移動歴、家族歴等について確認した。さらに同病棟に勤務する職員合計 56 人に対し緊急で検査を行うことを決定した。同日深夜に結果が判明し、さらに 4 人が感染していることが明らかになった。

翌27日朝の臨時対策会議で今後の追跡検査の方針、また、県のクラスター対策チームに検証を依頼することを決定した。追跡検査は、病棟職員は発生から2週間経過するまで3日ごとに検査を行い、他病棟への拡大を否定するため入院患者全員、ならびに当該病棟以外の病棟職員および事務職員全員に対してもスクリーニングとして1回の検査を行う方針とした。結局、感染症病棟職員の検査は7回に及んだ。2回目の検査を27日、3回目の検査を29日に行い全員陰性であった。ところが、2月1日に新たに職員1人に38℃台の発熱と咽頭痛が出現し、再検査を行ったところ陽性が判明した。

(1)　感染源

　　職員6人のうち有症状者は4人で、最初者の症状出現から最後者までに8日間のばらつきがあった。無症状者は2人であった。新型コロナウイルスの潜伏期は1～14日間と長いこと、また有症状者と比較して、弱いものの無症状者も感染力があることから、誰が最初の感染者であったかを確定することは困難であった。6番目の職員については、他の5人から6日遅れて陽性が判明（過去3回は陰性確認）しており、最初の感染者の可能性はなかった。

　　感染拡大については、最初の職員は症状出現後も2日勤務しており、その間に他の職員と接触した可能性があった。感染日に関しては、ウイルスの潜伏期の平均値が5～6日とされていることから、最初の職員の発症日から逆算し、1月15日、16日と推定された。なお、6人とも発症2週間前に県外への移動歴はなく、病棟以外では感染者との接触はなかった。

(2)　**感染拡大の経路**

　　6人が同時に食事をし、会議・研修会等で集合したことはなかった。また、食事・喫茶以外の勤務中や更衣室ではマスクを着用していた。感染拡大の場として、職員が集まるナースステーションや、食事や喫茶の場である休憩室の可能性が考えられた。27日に行われた県のクラスター対策チームとの現場検証の結果は下記の通りであった。

①　ナースステーションの換気不良

　　　　飛沫感染予防のため3階ナースステーションの窓口はビニールカーテ

ンで覆われていたが、かえって内部の換気を悪くしており、空気が淀んでいる状態であった。

② ナースステーションで共有する機器の消毒、整備

　電子カルテやオンライン診察用の端末は、使用前後で消毒を行っていた。しかし、配置が近く距離が不十分だった。

③ 病棟休憩室

　通常は8人で利用する休憩室を4人に制限していた。しかし椅子が長いす（ソファー）のため、自然に距離が近づいてしまっていた可能性があった。

④ 防護具の使用

　患者に密着する業務が多いことや、患者が使用したトイレやシャワールームの清掃もあり、感染防御の観点から、レッドゾーンに入る際は全例、防護服はオーバーオールを着用していた。しかし熟練していない場合には、脱衣時に防護服の外側に触れて感染した可能性があった。また長時間にわたる着用で汗をかくことも多く、脱衣後に未消毒の手指で顔や頸部を触れてしまうこともあったと推測された。

⑤ ゾーニング

　ゾーニングは37人対応（パターンE）としていたが、イエローゾーンが履き替え用の靴や、収納かごなどが置かれて狭くなっており、接触感染の危険が考えられた。

集団感染の背景

　2020年11月から始まった第3波の影響は、松本広域圏では年末から爆発的な感染拡大となり、当院でも12月30日に5階病棟に新たに9床を開設し、受け入れ病床数を25床に増やして対応した。しかし年始になっても勢いはとどまることを知らず21年1月5日には松本圏域で21人、7日には23人の患者発生があり、1週間足らずで満床となりベッド不足は深刻となった。そのためゾーニングを変更し、25床から最終形である37床へ拡張することを決定した。

　ゾーニングの変更は、1月15日に行われた。午前中に5階病棟に入院して

年末年始の入院患者数の変化と高齢者の割合
（2020 年 12 月 28 日 ～ 2021 年 1 月 24 日）

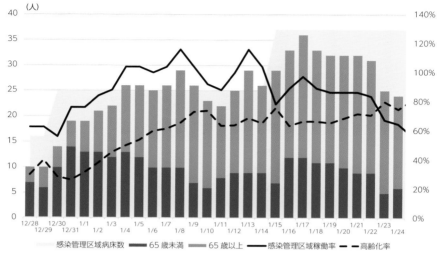

1 月 14 日まで 25 床で対応したが、稼働率が 100％を超える日が多く、15 日に 37 床に増床した。その後 1 週間は、入院患者数が毎日 30 人を超えている。また高齢化率も 60 ～ 80％と高い。

いた 4 人の患者を 3 階病棟に移動し、午後にイエローゾーン、レッドゾーン内の汚染器材や患者が使用した物品を移動した。午後の移動の際に、防護具を着用している職員と、着用していない職員の動線が交叉しており、3 階の廊下や壁、ドアノブなど環境が汚染された可能性があった。同日、直ちに消毒作業を行い、「重大懸念事項の発生」との通知を全職員に出し 2 週間の健康状態のチェックを指示した。

1）　複数のクラスターの同時発生

　　松本広域圏では、20 年末から高齢者施設、グループホームでのクラスター発生が続いた。その最中、37 床に拡張した 21 年 1 月 15 日には新規陽性患者 10 人の入院があった。うち 4 人は高齢者で重度の認知症があるグループホーム入所者であった。感染症病棟では、22 日までの 1 週間は、1 日の入院患者数が 30 人を超える毎日が続いた。1 月 17 日は稼働数で過去最高の 36 人に達していた。

2) 高齢者、重症者の増加

　20 年 12 月 28 日から 21 年 1 月 24 日までの 1 か月では、65 歳以上の高齢者が入院患者の 61％を占め、特に 80 歳以上が 38％と多数を占めていた。最高齢は 99 歳であった。意思の疎通が困難で、ADL が全介助の患者も多く 24 時間目が離せない状態が続いた。また、食事の介助や車いすへの移動、おむつ交換など患者に密接・密着する業務も増えた。

　さらに、酸素吸入を必要とし頻回の痰の吸引が必要な中等症の患者が全体の 60％を占め、第 1 波、2 波と比較すると感染のリスクは高まり、職員の業務負担は格段に増していた。

　医療非常事態宣言の効果もあり、新規発生患者も減少し第 3 波も収束しつつあった矢先に発生した職員の集団感染は大変なショックであった。幸い入院患者や他の職員への感染波及はなく、病棟内にとどまった。しかし、無念の思いとともに、いくつかの盲点もあり、そこを突いて侵入してくるウイルスの脅威をあらためて感じた。職員は、毎日の健康状態のチェックと、流行地域への外出や職員同士の会食の禁止など厳しい行動制限に日頃から努めてきたが、今まで以上に、マスクの着用・手指消毒の徹底、職員が共有する電子カルテなど機器の消毒、机・ドアノブ・手すりなどの環境の消毒、部屋の換気を徹底した。

　また、職員の感染により新規入院受け入れを制限せざるを得なくなった。6

松本広域圏ならびに松本市の新規患者発生数 （2021 年 1 月 4 日以降）

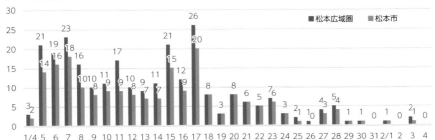

松本圏域では新規患者が 1 月 5 日には 21 人、7 日には 23 人と増え、17 日には過去最高の 26 人を記録した。病棟内感染が発生した 26 日朝の松本市の報告はゼロであった。

人の職員は宿泊療養あるいは入院となったが、他の職員についても潜伏期の可能性と過労状態にあることを考慮し、10人ずつの2つのチームに分け前半・後半で2週間ずつ休むことにした。

　前半チームは定期的に検査を受けながら業務を継続し、2週間後に後半チームに引き継いだ。感染が判明した26日にはまだ患者23人が入院しており、新規の入院受け入れを当面の間中止し、まつもと医療センター、相澤病院に依頼した。幸い、広域圏での新規発生は、26日以降も職員の発生を除くと1人以下の日が続いた。市立病院の受け入れ停止期間中も大きな混乱はなく、一時36人を数えた入院患者も順調に退院し、2月9日には5人になっていた。

　感染の背景として、1月15日に行ったゾーニングの変更、また、同日の10人の新規患者の入院など、物的・人的に急激な移動が動線に混乱を生じ、感染リスクを高めた可能性が高いと考えられた。このことから、1日の新規受け入れ患者数、入院患者数の上限を定めるなど対策の必要があり、広域圏における入院調整が課題として残った。集団発生翌々日の1月28日に、混乱と動揺が広がる全職員向けに通知した。

　　　職員の皆さま
　　　　　　「市立病院の今」

　　一昨日（1月26日）、3階病棟で発生した職員の集団感染にあたり、職員を感染から守ることが出来なかったこと、また、感染対策のための十分な環境が整備されていなかったことの責任を、病院長として大変重く受け止めています。

　　ご存じの通り、年末から始まった松本医療圏での爆発的な患者の急増は、止まるところを知りませんでした。12月30日には受け入れ病棟を3階から5階にまで拡大し、16床から25床に増やしました。年始になっても感染の勢いは衰えず一週間ほどで満床になり、ベッド不足は深刻な状態になりました。そのため、1月15日に3階病棟全体を感染症対応とし、37床まで拡張しました。同日にはさっそく10人の新規入院があり、その後の1週間も1日の入院患者が30人を超え

る毎日が続きました。短期間でのパターンEへの移行、そして、その後の入院患者のさらなる急増と混乱の中、職員の皆さんに過大な負担をかけてしまいました。

（中略）

　幸い27日に行った一般病棟に入院する患者さんの検査は、全員陰性でした。また、前日に引き続き2回目の検査を行った職員も全員陰性が確認されました。感染者は病棟勤務の職員にとどまり、入院患者さんへの感染波及はありません。いずれの職員も使命感も強く、誇りをもって働いていた者ばかりです。無事に快復され、笑顔で戻られることを願うばかりです。スタッフ不足はさらに深刻になりますが、彼らの無念の思いを引き継いで、残った職員でコロナ診療は継続していきたいと考えています。入院についても継続しますが、原因の究明と改善ができるまでの間、当面は新規入院については近隣の医療機関に依頼しながら入院数を調整していく予定です。現場で働く皆さんは、いつ感染してしまうのか分からない恐怖と緊張の中で仕事をしています。感染してしまったら、患者さんにうつしてしまうのではないか……家庭に持ち込んでしまうのではないか……コロナ勤務を言われた時に対応できるだろうか……など動揺や不安も今がピークだと思います。メンタルヘルス担当者にも介入してもらい、カウンセリングを行っています。また、保健所とも相談し、県の産業保健総合支援センター等に心のケアをお願いしたいと考えています。

　コロナ感染症と対峙して、来月16日で1年になります。「市立病院の今」があるのも職員皆さんのお陰と、感謝の言葉しかありません。医療機関に勤める職員として、皆さんには、一般社会人より厳しい行動制限や健康状態のチェックを求めてきました。今回の集団感染にあたり「職員・家族が誹謗中傷を受けることがないように、地域で温かく見守り、励ましていただきたい」とのメッセージを会見でも市民に伝えました。私は、100年に1度と言われる公衆衛生上の危機に、コロナが終息するのを見届けるまで、屈せず診療を続ける覚悟でいます。ワクチンの接種も来月末には始まる予定です。長いトンネルも少し出

口が見えてきたような気がします。職員の皆さんには、まだまだ気の張りつめた毎日が続きますが、体調を崩さぬようくれぐれもご留意下さい。

2021 年 1 月 28 日

病院長　中村雅彦

医療崩壊

　医療崩壊とは、単に適切な医療が受けられない状態ではなく、もっと深刻な「救える命も救えない状態」である。

　「3時間待ちの3分間診療」という悪名高い言葉がある。比較的軽症の患者が大病院に集中することで診察時間が短くなり、十分な説明がないと不満を抱く患者も出る。一方で医療者側も、本来の専門治療に専念できないなど双方に大きな弊害をもたらす。なかなか予約が取れず、良性疾患の検査や手術が数か月先になることもある。3分間診療や検査・手術の遅延といった実態は「適切な診療」とは言えないかもしれない。しかし、医療崩壊ではない。日本には診断に欠かせないCTスキャナーやMRI装置が、欧米の2〜3倍導入されており世界一の検査大国である。大病院でなくても中小病院での検査は可能で、待ち時間も少ない。特殊な医療機器やハイブリッドな手技を必要とする高度な手術を除けば、地方の中核病院で対応可能な手術も多い。

　1年以上続くコロナ禍にあって救うべき命は、コロナ重症患者だけではない。心筋梗塞や重症の脳出血や脳梗塞、高エネルギー外傷で搬送される救急患者の治療は一刻を争う。また、がん患者の治療も手遅れは許されない。コロナ患者の急増により全国の病院で救急患者の受け入れ制限や、緊急を要しない手術等の延期が余儀なくされたが、幸い第3波までは医療崩壊に至っていない。しかし、21年3月から始まった第4波以降は、今までの想定を超えたステージに入っている。変異株のまん延に伴う重症患者の急増である。

　大阪では5月1日の1日の感染者数が1,262人と過去最高となり、5日連続で1,000人を上回った。また、重症者も過去最多の415人で用意された重症者用ベッドは不足し、軽症・中等症向け病院での重症者の受け入れが続いていた。重症者を受け入れる病院では、ベッド不足とともに看護師不足も深刻となり、吉村知事は臨時治療施設「大阪コロナ重症センター」（30床）を中心に府内の病院への看護師の派遣を国に求めるなど、医療提供体制は危機的な状況が続いていた。

　在宅で入院を待っていた30代から70代の患者17人が死亡したとの報道も

あり、80歳以上の患者の入院は受け入れないなど「命の選択」が現実味を帯びていた。京阪神地区からの人流が続き4月の感染者が3月の8倍となり、5月3日に過去最高の60人の感染者を記録した徳島県では、サンプリング検査の結果でウイルスが100％変異株に置き換わっていた。徳島市の県立中央病院がコロナ患者の治療のために4月17日から救急外来の受け入れを原則停止したため、他の病院へ患者が集中し過大な負荷がかかっていた。その一つである徳島赤十字病院の院長は「今後、救急患者が増えてくると、現場のキャパシティーを超えてしまい緊急手術が必要な方を受けられない状況も考えられる。また、『手術が必要だ』と診断がついても手術待ちで入れず、普段であれば助かる命を亡くしてしまう恐れさえある」と警鐘を鳴らした。

　同様の事態は全国各地で起きており、コロナ禍が長期化する中、コロナ診療と一般診療の両立が大きな課題になっている。健診・ドックの延期・中止により早期がんの発見が遅れ、進行がんが増えているとの報告がある。市立病院でも第4波以降で入院するコロナ患者に肥満や未治療の糖尿病が目立ち、受診控えのためコントロールが不良な糖尿病患者も第3波までと比較し明らかに増えている。このような患者は入院後も重症化しやすい。

　コロナ診療と一般診療、特に遅滞の許されない救急医療とがん診療の両立は一つの病院で到底できるものではなく、広域圏での医療機関同士の役割分担が求められる。松本モデルは20年4月の時点で、ステージ4までを想定し、圏域内でコロナ診療と救急医療の柱を立て、その他の病院がそれぞれの機能・規模に応じてステージ別に両者を支える体制を築いた。圏域内の病院群を一つの医療チームに見立て、保健所と病院長会議の指示のもと、機能連携を図る構図である。

　第3波まではすべてが計画通りに進み万全の体制と思われたが、終盤になり相澤病院、市立病院ともに院内感染に見舞われ、一時大きな波に飲み込まれる危機に直面した。しかし、何とか圏域内の病院群が英知を結集し、即応することで医療崩壊を回避することができた。第3波での教訓をもとに、新たな松本モデルともいえる「松本広域圏入院病床調整計画（2021年版）」ができ上がり、3月以降の第4波と対峙することになった。

高齢者対策

　新型コロナウイルス感染症は、65歳以上の高齢者や糖尿病、高血圧、脂質異常症、肥満、腎臓病、肝臓病などの基礎疾患をもつ患者は重症化しやすい。さらに、高齢者でかつ基礎疾患のある患者で死亡リスクが高く、年齢が高くなるほど死亡率が高くなることが分かっている。年齢階級別死亡者数、死亡率を見ると、60歳未満では死亡者数も少なく死亡率も0.5％以下とわずかであるのに対し、60歳以上では急増し、特に70代の死亡率は4.7％、80代では12.5％と顕著である。

　ところが、今まで指摘されている重症化リスクの中にアルツハイマー病に代表される認知症は含まれていない。高齢者においては認知症の有無、程度が重症化の大きなリスクであることはあまり知られていない。第3波が猛威を振るった2020年12月末から1月末までの間に、市立病院に入院した80歳以上の高齢者26人の発症前の日常生活自立度（Activities of Daily Living：ADL）と死亡率を検証した。転院後の経過が不明な1人を除く25人のうち死

80歳以上の高齢者の発症前ADLと死亡者数

認知症※	重度		○ ●●●●	○○○
	中等症		○	○
	軽症 〜 なし	○○○□● ○○○○○ ○○○○○	○○	
		自立〜要支援	要介護1、2	要介護3〜5
		介護度		

○：生存退院　　●：死亡退院　　□：転院により不明

※認知症の程度は、介護保険の「認知症高齢者の日常生活自立度」のⅠまでを軽症、Ⅱを中等症、Ⅲ以上を重症とした。

亡者は5人で、死亡率は20％であった。認知症の有無・程度を、「なし〜軽症」「中等症」「重症」の3階級に分類した場合、認知症がないかあっても軽症な患者の死亡率は7.1％であったのに対し、中等症以上では40％、特に重度の認知症のある患者では50％と高率であった。

　現在、我が国では65歳以上の高齢者の15％が認知症とされ、2025年には700万人に達し高齢者の5人に1人（20％）が認知症になるとされている。今回の検証では介護保険の「認知症高齢者の日常生活自立度」で、ランクⅠまでを軽症、Ⅱを中等症、Ⅲ以上を重症とした。ちなみにランクⅢは、「着替え、食事、排便・排尿が上手にできない、時間がかかる。やたらに物を口に入れる。徘徊、失禁、大声・奇声を上げる。火の不始末、不潔行為等がみられる」状態を指す。
　市立病院に入院した重度の認知症患者でも、意思の疎通が困難なため内服ができず、酸素吸入を開始してもチューブを外してしまったり、痰を吸引しようとしても看護師の手を払いのけたりと、治療に抵抗することも多かった。また、食行動の異常も多く、極端な早食いや口の中にため込んでしまい、口腔内の清拭も困難で誤嚥性肺炎を生じやすい。認知症患者の死亡率が高い原因は、痰の喀出困難によるコロナ肺炎の悪化の他、誤嚥による肺炎の悪化も影響している。認知症患者では治療以外にも、ベッドからの転落や徘徊、不潔行為など日常生活上の問題も多い。予測困難な突発的な行動をすることもしばしばで、監視が欠かせない。介護職員は感染のリスクがあり管理区域には立ち入らないため、看護師は本来の看護業務に加え、食事や排泄、ベッドメイキングなど日常生活の介護も行うことになり、認知症患者の入院は看護師に過大な負担をかけることになる。
　第3波では松本広域圏でも二つの高齢者施設でクラスターが発生し、市立病院の病床も1週間ほどで満床となり、重症化の懸念のある若年者の受

知られている重症化リスク
65歳以上の高齢者
がん
糖尿病
高血圧
脂質異常症
肥満（BMI30以上）
慢性閉塞性肺疾患（COPD）
腎臓病
肝臓病
喫煙

年齢階級別死亡率（%）

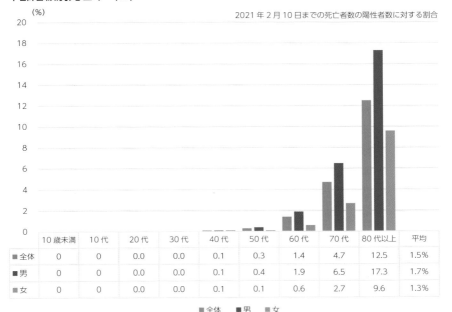

	10 歳未満	10 代	20 代	30 代	40 代	50 代	60 代	70 代	80 代以上	平均
■全体	0	0	0.0	0.0	0.1	0.3	1.4	4.7	12.5	1.5%
■男	0	0	0.0	0.0	0.1	0.4	1.9	6.5	17.3	1.7%
■女	0	0	0.0	0.0	0.1	0.1	0.6	2.7	9.6	1.3%

■全体　■男　■女

2021 年 2 月 10 日までの死亡者数の陽性者数に対する割合

新型コロナウイルス感染症（COVID-19）診療の手引き第 4.2 版より

年齢階級別死亡者数（人）

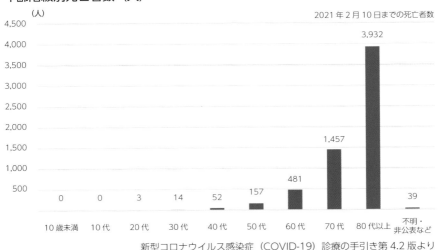

2021 年 2 月 10 日までの死亡者数

新型コロナウイルス感染症（COVID-19）診療の手引き第 4.2 版より

け入れに支障を来した事例もあった。また、高齢者は心肺機能の低下とともに、筋力の低下により廃用状態になることも多く、入院期間が長くなる。さらに、回復後のリハビリを含め退院後の受け入れ先が見つからない、などの問題も抱えている。

　高齢者施設での発生を防ぐため、ワクチンの優先接種など対策が講じられているが、高齢者施設の中でもまず、グループホームや特別養護老人施設など認知症高齢者が多い施設を優先する必要がある。また、これらの施設では、介護職員や入所者を対象に定期的な検査（PCR 検査、または抗原検査）を行うなど重点的な対策も必要だ。

　また、日常生活が自立している高齢者でも、入院という環境の変化でせん妄状態を呈することが多い。今後、高齢者施設やグループホームでクラスターが発生した際は、介護に慣れた施設に留まっての療養・治療も選択肢として検討する必要がある。

経営を支える財政支援

　新型コロナウイルスの診療にあたる医療機関では、徹底した感染防止策が求められ、①手袋、マスク、フェイスシールドなどの防護具やハンドソープ、アルコール消毒液などの衛生消耗品購入、②仕切り用アクリル板、非接触型体温計、ディスペンサーなどの機器購入、③パーテーション設置、手洗い場の設置、換気装置の整備など対策工事のため、多額の費用が発生する。

　市立病院でも玄関トリアージのため顔認証型サーモグラフィーの導入（280万円）、災害時医療用エアーテント2基購入（1,400万円）、発熱外来の屋内移設（500万円）、10の病室への陰圧装置の導入ならびに換気工事（2,100万円）など、大規模な工事を行った。また、診断に欠かせないPCR検査装置（620万円）やCTスキャナー（6,600万円）など高額な医療機器も新規に購入した。

　さらに、入院患者を受け入れるためには、一般病床を感染病床に転用するため多くの空床が生じる。一般患者用病室を看護師の詰め所（ナースステーション）に改装するほか、医療物品の倉庫、仮眠室等を確保しなければならない。また、長期入院となるため4人部屋を3人で使用するなど、療養空間の確保も必要になる。市立病院でも16人の患者を受け入れるパターンBではこれらの準備のため19床が使用され空床となり、病院としては収入源を失うことになる。

　また、患者を受け入れている病院では風評被害による患者の減少が当初から懸念されていた。大規模な院内感染が生じた際の打撃はさらに甚大である。市立病院の急性期病棟の1床あたりの診療単価は1日平均53,000円で、仮に病棟閉鎖や風評被害により入院患者数が30人減った状態が続くと、年間で5億8,000万円の収入減となり、黒字化は絶望的であった。

　実際、市立病院でも2020年4月、5月は、外来・入院患者数ともに2割減少し、4月は5,800万円の赤字となった。当時は、空床補填など国の財政支援がまだ明らかになっておらず、年間では7億円程度の赤字を覚悟しなければならなかった。その後、国は空床補填の他、PCR検査体制の整備、CTや超音波診断装置の導入費用、マスクやフェイスシールドなどの防護具の備蓄費用など

支援策を打ち出し、9月には市立病院も「重点医療機関」に認定され、何とか経営の見通しがついた。

　新型コロナウイルス感染症にさまざまな形で対応する医療機関に対して、国は各種の補助を行ってきた。主な補助制度は下記の通りである。

　(1)　医療機関・薬局等における感染拡大防止等の支援
　(2)　感染症拡大防止・医療提供体制確保のための支援補助金
　(3)　救急・周産期・小児医療機関への支援
　(4)　医療資格者等の労災給付の上乗せを行う医療機関等への補助
　(5)　さらなる病床確保のための入院受け入れ医療機関への緊急支援
　(6)　新型コロナ患者等を受け入れるための病床確保の補助（病床確保料）
　(7)　医師・看護師等を派遣する医療機関への補助
　(8)　入院医療機関への外国人患者の受け入れ体制確保の支援

(1)　医療機関・薬局等における感染拡大防止等の支援

　2020年4月1日から2021年3月31日までに掛かる費用が対象で、無床診療所100万円、有床診療所200万円、病院200万円＋5万円×病床数を上限として、期間中に1回の補助が行われた。

(2)　感染症拡大防止・医療提供体制確保のための支援補助金

　2021年1月28日に成立した第3次補正予算で、以下の①か②のいずれかの追加補助が行われることになった。

①　診療・検査医療機関の感染拡大防止等の支援
　　　都道府県から「診療・検査医療機関」の指定を受けて、いわゆる発熱外来を行っている医療機関が対象で、100万円を上限に補助された。

②　医療機関・薬局等の感染拡大防止等の支援
　　　無床診療所に25万円、有床診療所・病院には25万円＋5万円×病床数、保険薬局、指定訪問看護事業者及び助産所に20万円を上限とする補助が行われた。

(3)　救急・周産期・小児医療機関への支援

　インフルエンザ流行期に新型コロナ疑い患者を診療する救急・周産期・小児医療機関として都道府県に登録された医療機関が対象で、補助上限額は、199床以下の病院では1,000万円で、200床ごとに200万円が加算された。

(4)　医療資格者等の労災給付の上乗せを行う医療機関等への補助

　新型コロナへの対応を行う医療機関等が、そこで勤務する医療資格者等が感染した際に労災給付の上乗せ補償を行う民間保険に加入した場合には、保険料の一部が補助された。補助額は、年間保険料の2分の1（1人当たり1,000円が上限）であった。

(5)　さらなる病床確保のための入院受け入れ医療機関への緊急支援

　病床がひっ迫する都道府県において新型コロナの受け入れ病床を割り当てられている医療機関に、重症者病床1床当たり1,500万円、その他の病床、及び協力医療機関の疑い患者病床は1床当たり450万円を上限に補助が行われた。さらに、2020年12月25日から翌年2月28日までに新たに割り当てられた確保病床については、緊急事態宣言が発令された都道府県では1床当たり450万円、それ以外の都道府県でも300万円が補助上限額に加算された。

　補助の対象経費は、①新型コロナ患者等の対応を行う医療従事者の人件費、②感染拡大防止対策や診療体制確保等に要する経費で、②の経費は、補助上限額の3分の1までとされた。①の人件費については、従前からいる職員の基本給も、処遇改善を行う場合は補助対象とされた。

⑹ 新型コロナ患者等を受け入れるための病床確保の補助（病床確保料）

　感染症患者の受け入れ体制を確保するための確保病床及び休止病床について、病床確保料が補助された。補助上限額は、「重点医療機関」は1床当たり1日7万1,000円から43万6,000円、「協力医療機関」の疑い患者病床は同じく5万2,000円から30万1,000円、「その他の医療機関」は1万6,000円から9万7,000円とされた。

⑺ 医師・看護師等を派遣する医療機関への補助

　新型コロナの入院を受け入れる医療機関やクラスターが発生した施設に、医師や看護師等を派遣する場合、「DMAT・DPAT等医療チーム派遣事業」を活用して、派遣元の医療機関が補助を受けることができる。補助上限額は、医師1人当たり1時間7,550円、医師以外の医療従事者は1人当たり1時間2,760円、業務調整員1人当たり1時間1,560円とされた。

⑻ 入院医療機関への外国人患者の受け入れ体制確保の支援

　第3次補正予算で新たに設けられた補助金で、外国人の入院治療をするための整備に必要な費用と、感染拡大防止対策や診療体制の確保等に要する費用（通常の人件費は除く）が、上限1,000万円まで補助された。

　さまざまな財政的支援が行われ、2020年9月24日に重点医療機関に指定された市立病院も、PCR検査装置、CTスキャナーなど高額な医療機器の購入や、病室の陰圧化工事も公費負担で行うことができた。8つの支援策の中で最も経営に影響が大きかったのは、やはり空床補填料（病床確保料）であった。市立病院は急性期病床を感染症診療に充てており、1床あたり7万1,000円の確保料となった。感染爆発期には37床のうち36床が埋まるなど満床状態が続いたが、感染小康期には5床程度となることもあり、感染状況に応じてパターン

A、B、Cを基本とし、変則パターンを含めると 10 のパターンで入院患者に応じて病床数を調整した。パターンの変更は 2 ～ 3 日で可能であったが、37 床への移行のような大規模な場合は 5 ～ 7 日を要した。

　まん延している他の圏域からの受け入れや、感染爆発に備え即応病床を確保しておくことは必須であるが、公費が使われる以上、無駄な空床（病床確保料目当ての空床）が生じないように、また、バラマキとならないようにしなければならない。パターン変更は保健所と相談し指示のもとに行い、感染リスクに注意しながら短期間での移行作業が行われた。

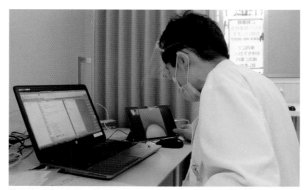

最前線の医療現場の様子を見てもらって多くの人に感染対策徹底につなげようと、市立病院は2021年1月、院内の動画を公開。発熱外来のオンライン診療では、医師がタブレット端末を使い、自分の車に乗ったままの来院者から症状を聞いた

第 4 章

前程万里

新松本モデル

第3波の教訓から、2020年4月に決定した「入院病床調整計画2020年版」の見直しが病院長の間で行われた。新しい計画（2021年版）が3月に完成し、4月16日の松本広域圏救急・災害医療協議会Web会議で承認された。

【安曇野赤十字病院、松本協立病院】

松本広域圏では、年末年始にわずか1週間という想定を超える速さでステージ3（急増期）からステージ4（爆発期）に感染が急拡大した。そのため、極めて短期間で病床不足が深刻となり、市立病院に過度な負担がかかっていた。そこで新計画ではステージを一つ早め、ステージ3で安曇野赤十字病院、松本協立病院が軽症・中等症者を対象にそれぞれ8床、3床を開設することになった。

【まつもと医療センター】

2020年版では、重症者を8床まで受け入れる計画だったが、第3波の感染急増期には即応し15床まで病床を拡張、中等症患者の受け入れも行った。新計画では、軽症から重症まで受け入れ対象を広げ、病床はステージ2で11床、ステージ3で15床を確保する。すべてのステージを通じて、重症者用に3床を確保することになった。

【相澤病院】

新計画では、すべてのステージを通じて、透析患者（重症）用に3床を確保する。さらに、ステージ3で、中等症を対象に15床を開設することになった。

【信州大学附属病院】

全県対応を基本とする。ステージに応じて重症病床を10床程度まで拡充する。全県レベルで病床ひっ迫時は、中等症受け入れのためサテライト病床（8〜22床程度）を開設する計画となった。

【県立こども病院】

全県対応を基本とする。すべてのステージを通じて、重症の小児患者を対象に2床を確保する。

【市立病院】

　ステージ別の受け入れ病床数は変わらないが、第3波では1日に10人の新規入院もあり感染のリスクが高い状態が続いた。新計画では、1日の新規受け入れの上限を、1日3人までを目安に病院間で調整することになった。

　新計画では病床開設時、または拡大時の所要日数も決められた。安曇野赤十字、松本協立病院、まつもと医療センターともに2〜3日で可能とした。市立病院は16床から37床への拡大時は、5〜7日程度を必要とした。そのため、市立病院の16床がオーバーの時点で安曇野赤十字病院と松本協立病院はコロナ病床を開設することが確認された。移行のための所要日数が確認されたことは、事前に即応病床数を推定するうえで役に立つ。また、2020年版では透析以外のコロナ入院患者を受け入れていなかった相澤病院が、ステージ3から15床の開設を表明したことは松本広域圏に大きな安心感を与えた。

　さらに、病院間での情報共有のため、それぞれの病院の入院患者数と、患者の状況を毎日、保健所から各病院長宛てにメールで配信することも決まった。新松本モデルともいえる「入院病床調整計画2021年版」は3月に作成されたが、すでに関西地方では変異株が猛威を振るっており、第3波を上回る勢いで拡大する第4波に新体制で立ち向かうことになった。

新型コロナウイルス感染症入院病床調整計画（2021年版）

重症度	医療機関	ステージ1 （散発期）	ステージ2 （漸増期）	ステージ3 （急増期）	ステージ4 （爆発期）
入院の必要のない患者 （無症状、軽症、症状軽快者）	宿泊療養施設 医師会（オンコール医）	最大で100人収容			
軽症 中等症I（呼吸不全なし）	松本協立病院				3床
	安曇野赤十字病院				8床
軽症 中等症I（呼吸不全なし） 中等症II（呼吸不全あり）	松本市立病院	10床	16床		37床
重症 （人工呼吸器、ECMO対応）	まつもと医療センター	3床 （中等症II以上）	11床 （軽症〜重症）		15床 （軽症〜重症）
	信州大学附属病院	10床 （中等症II以上で、人工呼吸器、 ECMO導入の可能性のある者）			サテライト病床の開設検討 （中等症II以上で、人工呼吸器、 ECMO導入の可能性のある者）
重症（透析患者）	相澤病院	3床			重症3床、中等症15床 （一般患者の中等症II以上）
重症（小児）	県立こども病院	2床			

変異株の猛威とワクチン

変異株

　ウイルスは「細菌」とは異なり単独では増えることはできず、ヒトや動物の生きた細胞の中に入り込み、細胞にある材料を使って自らの複製を作らせることで増殖する。このとき、ウイルスの遺伝子が大量にコピーされる。ところが、何度もコピーを繰り返すうちに遺伝子（RNA）を構成する塩基の並びに、ごく小さな"ミス"が生じる。これが「変異」である。遺伝子のコピーの際に一定の確率でミスが生じるとされ、新型コロナウイルスでは、感染を繰り返していくと2週間に1か所ほどのペースで小さな変異が起こるとされている。

　変異のほとんどは非常に小さいため、ウイルスの性質が変化するほどの影響はない。ところが、小さな変異でも遺伝情報の重要な部分（ウイルス表面のスパイク蛋白など）に起こってしまうと、ウイルスの性質が変わってしまう。

懸念される四つの新型コロナウイルス変異株

変異株	最初の検出	主な変異	わが国での拡大	感染力（従来株比）	重症化（従来株比）	ワクチン効果
アルファ株（α）	英国 2020年 9月	N501Y ※	第4波	1.32倍	1.4倍	影響なし
ベータ株（β）	南アフリカ 2020年 5月	N501Y E484K		1.5倍	リスクが高い可能性あり	効果弱める可能性あり
ガンマ株（γ）	ブラジル 2020年 11月	N501Y E484K		1.4〜2.2倍	リスクが高い可能性あり	効果弱める可能性あり
デルタ株（δ）	インド 2020年 10月	L452R	第5波	2倍	リスクが高い	効果低下

国立感染症研究所、厚生労働省などの資料を参考に作成

※ N501Y変異とは、たんぱく質の501番目のアミノ酸がN（アスパラギン）からY（チロシン）に変わったことを意味する。

WHO は変異によって「感染力が強まる」「感染した際の重症度が上がる」「ワクチンの効果が下がる」などの変化が起こったウイルスを「懸念される変異株（Variant of Concern；VOC）」として警戒するよう呼びかけている。2021 年 8 月末現在で 4 種類が存在する。

N501Y 変異（アルファ株）は、従来株に比べて感染力が強く、日本では第 4 波（2021 年 3 ～ 6 月）の主因で関西地方から全国に拡大した。また、E484K 変異が生じると、免疫やワクチンの効果が低下するとされている。21 年 3 月中旬以降、宮城県や山形県で感染が拡大した。L452R 変異（デルタ株）は、感染力、重症化リスクがアルファ株より高く、第 5 波（2021 年 7 月～）の主因で年末年始を上回る過去最大規模の感染拡大となっている。

さらにワクチン効果も、ファイザー社製ワクチンがアルファ株に対しては 92％有効である一方、デルタ株では 79％と効果が低下するとの報告もあり、VOC の中で最も危険な変異ウイルスである。

アルファ株と感染第 4 波

全国的には 2021 年 2 月以降、新規患者は減少傾向にあり、2 月末に第 3 波は収束したと考えられた。しかし、首都圏、中京圏、関西地方では「下げ止まり状態」が続き、3 月に入っても、東京で 1 日に 300 人、大阪府でも 100 人前後の新規感染が続いていた。

「リバウンド」が懸念される中、1 月 7 日に 1 都 3 県に出され、2 度にわたって延長された緊急事態宣言も、3 月 21 日にはすべて解除された。不安は的中し、解除をあざ笑うかのような感染の再拡大が、大阪府、兵庫県など関西地方から始まり、全国に及んだ。第 3 波までの従来株とは異なり、変異株（アルファ株：N501Y 変異）のまん延によるもので、4 月 1 日には関西地方ではすでに 8 割が変異株に置き換わり、同 13 日には大阪府の感染者が初めて 1,000 人を超えるなど、東京都を上回る毎日が続いた。

その後、感染は首都圏にも波及し、4 月 25 日には東京、大阪、京都、兵庫に 3 回目の緊急事態宣言が出された。翌 26 日には全国の死者が累計で 1 万人を超え、全国の入院中の重症者が 1,050 人と第 3 波を超えて過去最高になるな

ど、変異株の感染力、病原性の強さが明らかになった。また、小児の感染増加や、若年・中年層の重症化や死亡例の報告も続いた。

わが国のアルファ株は、20 年 12 月 25 日に空港検疫で英国からの帰国者から最初に検出された。およそ 3 か月の潜伏期を経て、21 年 3 月に関西地方で顕在化した変異ウイルスは全国に急速に拡散し、5 月末にはほぼ全例に置き換わっていた。

デルタ株と感染第5波

日本でアルファ株による感染が拡大する 2021 年 4 月、インドではすでにデルタ株（L452R 変異）が爆発的な感染拡大を来していた。多くの人が集まった宗教や文化の行事も誘因となり、感染は全土に広がり、5 月になると新規患者が 40 万人以上の日が続き、同 8 日には 1 日の死者が 4,000 人を数えた。デルタ株は世界でも急速に拡大し、WHO は 6 月末時点ですでにタイ、インドネシアなどアジア諸国、英国、北米など 96 の国や地域に拡大していると発表した。

わが国では 6 月末までは、全国の 15 都道府県で 224 人のデルタ株による感染が報告されていた。しかし、7 月になると第 4 波の下げ止まりの中、1 都 3 県を中心に急拡大し、同 14 日には東京都の新規感染者が 2 か月ぶりに 1,000 人を超えた。その半数がデルタ株であった。

オリンピック期間中の東京都では、7 月 28 日に新規発生が 3,000 人を超えると、同 31 日には 4,000 人超、8 月 5 日には 5,000 人超と過去にない猛烈なスピードで感染が拡大した。1 都 3 県、関西地方での感染は県境を越え地方にも波及し、7 月 29 日には全国の 1 日の発生が初めて 1 万人を超えるなど、「経験のない急速な感染拡大」「危機的状況」となった。

過去最悪の感染拡大となっている第 5 波は、感染は 20 ～ 40 代が中心で、高齢者はわずかである。人工呼吸器または ECMO を使用している重症者数も、40 ～ 50 代を中心として増加傾向が継続するなど、若者や中年層で感染や重症例が拡大している特徴がある。また、感染者の急増に伴い、自宅待機を余儀なくされる者や調整中の者が激増するなど問題も生じている。国立感染症研究所

の解析では、7月末のデルタ株の割合は、関東地方で75%、関西地方で32%と推定されており、8月末には全国でデルタ株に置き換わるとされた。

ワクチン接種

わが国のワクチン接種は、2021年2月14日にファイザー社製ワクチンが製造販売承認されたことに始まる。

2月17日　医療従事者等を対象に予防接種法に基づく臨時接種開始
4月12日　高齢者等への優先接種開始
5月21日　モデルナ製およびアストラゼネカ製のワクチンが製造販売承認
6月 1日　接種対象年齢が「16歳以上」から「12歳以上」に変更
6月21日　職域接種開始

ワクチンの供給不足もあり、職域接種は一時中止されたが、接種率はNHKの集計（8月5日時点）では、全人口に対する1回目を終了した者の割合は42%、2回終了は32%であった。一方、65歳以上の高齢者（8月7日時点）で

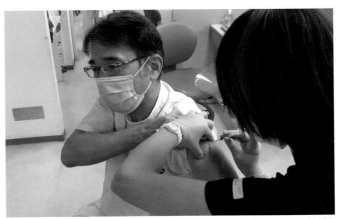

市立病院で始まった新型コロナワクチンの医療従事者への優先接種で、接種を受ける著者。427人が接種を希望し、医師、看護師、事務職員、病院内で働く給食や清掃などの委託業者が対象になった＝2021年3月10日

は、1回目終了88%、2回目終了81%と高率である。

　日本はワクチン開発、接種では後発国になってしまったが、ワクチンの有効性や副作用等について先進国から貴重なデータが得られている。イスラエルでは、2020年12月20日からファイザー製のワクチンを用いてワクチンキャンペーンが実施され、実社会においても高いワクチンの有効性が示された。新規感染発生率（人口10万あたり）は、ワクチン未接種者 91.5人／日に対して、2回接種後14日以上経過した接種完了者では2.1人／日と著減し、有効率は96.5%であった。また、デルタ株についても、ワクチンの感染予防効果は64%と低下するものの、重症化予防や入院予防効果は依然93%と高率であると報告された。

　わが国の第5波でも、ワクチン未接種者の多い若年・中年層で感染が拡大し、高齢者の感染・重症例が少ないのもワクチン効果と考えられる。一方、英国ではワクチン接種の普及により感染者が減少し、6月1日には1年ぶりに死者の報告がゼロとなった。しかし、その後デルタ株のまん延により再拡大し、7月7日には2日連続で1日の感染者が5万人を超え、ワクチン未接種者への対応や接種間隔の見直しなど、猛威を振るうデルタ株への対応が急務になっている。わが国でもワクチン接種を進める一方、ブレイクスルー感染など、変異株に対する有効性はまだ不明な点も多く、接種後も引き続き感染対策を継続することが重要である。

地域や住民からの応援さらに

（2021 年・写真はすべて信濃毎日新聞社撮影）

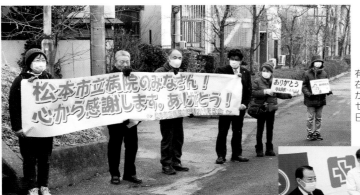

有志でつくる「市立病院の在り方を考える会」会員らが、病院前で感謝のメッセージを掲げた＝2月14日

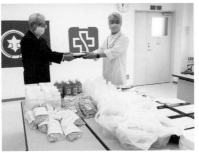

波田まちづくり協議会が、飲食店支援を兼ねて市立病院に弁当や菓子、飲み物などを届ける取り組みを開始＝3月18日

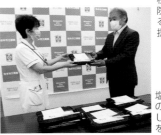

松本商工会議所が市立病院日勤の全職員分に当たる弁当420食を無償で提供＝2月17日

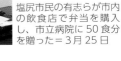

塩尻市民の有志らが市内の飲食店で弁当を購入し、市立病院に50食分を贈った＝3月25日

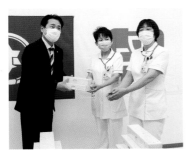

松本市内の企業経営者有志が寄付を集め、市立病院など4病院に洋菓子を贈呈。市立病院には約400人分＝4月12日

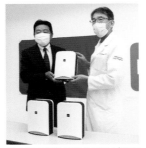

松本市奈川地区の住民らが市立病院に空間除菌消臭装置10台、約50万円分を寄贈＝4月22日

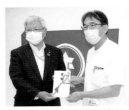

全国14大学の同窓会親睦ゴルフ大会実行委員会の県内在住者が、大会で集めた募金10万4800円を市立病院に寄付＝5月27日

最強ウイルスとの闘い

　2021 年 7 月から始まった感染第 5 波は、これまでに経験のない猛烈なスピードで首都圏から全国に急拡大した。全国の 1 日の新規感染者数は 8 月 13 日に初めて 2 万人を超え、8 月下旬になっても各地で感染者や重症者が過去最多を更新するなど収束の気配が見えない。東京都では 8 月 13 日に過去最高となる 5,773 人の新規発生が確認され、重症者が連日 250 人を超えるなど高止まり状態を呈している。都の確保病床に対する病床利用率は 66％、重症者用は 99％（8 月 31 日時点）となる一方、自宅療養者も 2 万人を超える（同 12 日）など、医療提供体制は長引くコロナ禍の中で最大の危機にある。

　首都圏では入院治療が受けられずに、自宅療養中に死亡する患者の発表が後を絶たない。また、受け入れ病院が見つからず救急車内で容体が急変する例や、切迫早産の救急搬送を拒否され、自宅で分娩後に新生児が死亡するなど惨事も相次いでいる。感染源であるデルタ株は、従来株より感染力、病原性（毒性）が強く、米疾病対策予防センター（Centers for Disease Control and Prevention；CDC）のワレンスキ所長は米民放番組のインタビューで「これ

主なウイルス性疾患の基本再生産数

疾患名	感染経路	基本再生産数
麻疹	空気感染	12〜18
風疹	飛沫感染	5〜7
水疱瘡	空気感染	8〜10
新型コロナウイルス感染症（従来株）	飛沫感染	2.5
（アルファ株）	同上	4〜5
（デルタ株）	同上	5〜9.5
季節性インフルエンザ	同上	1.3
新型インフルエンザ	同上	2〜3
SARS	同上	2〜4

厚生労働省、国立感染症研究所等の資料を参考に作成

まで知られた中で、最も感染力の強いウイルスの一つだ」と警鐘を鳴らした。さらに、デルタ株は、1人の感染者が誰も免疫を持っていない集団の中で、平均何人に感染させるかを示す「基本再生産数」が5～9.5人程度と推定され、空気感染し感染力が極めて強いとされる水疱瘡（同8～10人）に匹敵するとの見解を示した。

　大都市圏での医療危機は地方にも波及した。松本広域圏の7月初旬は、新規感染者ゼロの日も散見されたが、中旬以降、移動歴のある患者発生を皮切りに県外からの持ち込みが続いた。さらに8月になると家庭内、職場内へと広がり、5～11日には計100人だった新規発生が、2週間後の19～25日には3倍の計299人となり加速度的に感染が拡大した。

　市立病院は、8月13日に受け入れ病床を16床から37床に拡充したが、毎日5～6人の退院があってもそれ以上の入院患者が続き、直近2週間の病床利用率は70～80％と高止まり状態にある。松本広域圏には当院を含め五つの受け入れ病院（信州大学附属病院は全県対応のため除く）があり、確保病床は総数78床。過去最多の新規発生56人を記録した22日の病床利用率が86％に達するなど、県内で最も病床がひっ迫し、先の見えない厳しい状態が続いていた。

　市立病院の発熱外来にも、毎日第3波を上回る50～60人が受診し、8月23日には過去最多となる67人に達した。第3波と同様、外来が一段落するのは

松本広域圏と松本市の陽性者の推移

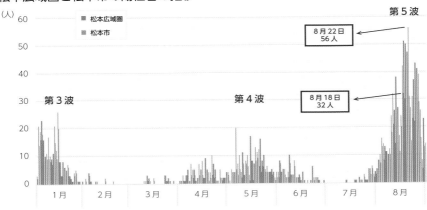

19時過ぎで、その後発生届や患者集計、翌日の入院準備などを済ませて帰宅が22時に及ぶ毎日が続いた。市立病院には7月に13人、8月には123人の新規患者が入院したが、市立病院における第5波の特徴は次の通りである。

✿　65歳以上の高齢者は全体の10%で、従来の1/3以下である。ワクチン効果のため重症例も少なく、全身状態も良好である。
✿　10歳未満の小児が10%を占め、従来の2〜3倍に増えている。重症例はない。
✿　子供のいる家庭内感染が増え、一家4、5人全員が感染する例が増えている。
✿　40歳から64歳までの中年層が40%と最多で、経過観察中に肺炎症状が出現または悪化し、宿泊施設や自宅から緊急入院する例が多い。
✿　20歳から30歳台の若年者は35%で軽症が多かったが、患者増加に伴い中年層と同様に経過中に悪化して入院する症例が増えている。
✿　感染の裾野が広がっており、8月だけで6人の妊婦、また透析患者の入院も見られた。
✿　重症度は軽症が50%、中等症Ⅰが35%、中等症Ⅱが15%で、中等症が従来の2〜3倍に増えている。

　大都市圏での傾向と同様である。
　自宅療養者も増えており、松本広域圏では8月末の時点で3割弱となった。幸い首都圏と異なり、治療が必要な患者はすべて入院できており、軽症や無症状者が宿泊施設または自宅療養となっている。隔離や健康観察の点からは、施設（ホテル）療養が第1選択であるが、患者の急増により8月中旬以降は入所に2〜3日待ちの事態となった。県内で6か所目の宿泊施設の開設が9月に決まったが、今後、病床ひっ迫時には無症状者や基礎疾患のない軽症者（とくに若者）は自宅療養、基礎疾患がありリスクの高い患者は宿泊施設で経過観察するなど、運用面での検討も必要になる。

　市立病院では第5波の急激な患者増加に対応するため、退院基準の見直しに

ついて保健所、圏域内の医療機関と協議し、「入院治療により症状が改善し、容体が安定している患者については、退院して宿泊施設、または自宅で隔離を継続する」方針に変更した。従来は「3日間解熱しており、かつ発症から10日以上経過していること」を基準としていた。この場合、治療が終了して状態が落ち着いても、隔離のため最低でも10日間の入院が必要であったが、新基準では退院後も厳密な健康観察が行われることを条件に、早期退院による効率的なベッドコントロールが可能となった。

　実際、8月22日から運用を開始したところベッド回転も良くなり、常に70～80％という高い病床利用率の中、治療を必要とする患者のすべてが入院できる体制になっている。難点は入退院が激しくなり、病棟スタッフの負担が増すこと。隔離面では、自宅療養の場合ルールを守って自粛できるか患者のモラルが問われることになる。

　デルタ株のように感染力、病原性の強いウイルスに対応するためには、発症早期から有効な治療を行い、重症化を防ぐことが重要になる。7月に承認された抗体カクテル療法は、発症初期の軽症から中等症Ⅰまでに適応があり、1回の点滴投与で重症化の予防効果も高い。自験例でも1泊2日、2泊3日といった短期入院で改善が見られており、今後、早期治療の主流になると思われる。

　デルタ株が猛威を振るう中、阿部知事は、8月20日県内の全域に特別警報Ⅱ（警戒レベル5）を発令するとともに、爆発的な感染拡大を食い止め、大切な命とそれを支える医療を守るため、1月14日以来となる2回目の医療非常事態宣言を発出した。

　宣言では、9月20日までを「命を守る1か月」とし、確保病床使用率の40％以下への引き下げを目標に県民の協力を求めた。松本広域圏では、第4波、5波に対してさらに連携を強化した「新松本モデル」が機能し、医療提供体制を瀬戸際で維持している。

　新規発生や重症者が高止まりの状態にある中、新しい変異株（ラムダ、ミュー）による第6波も懸念され、コロナウイルスとの共存にはさらなる長期戦が想定される。その一方で、今後のワクチン接種の加速、抗ウイルス薬に続く抗体カクテル療法の確立など新たな武器も手にし、2020年1月16日のわが

国で最初の患者発生以来、深みを増す「底なし沼」からの脱却が見えてきたように感じている。

松本モデルを支える病院群

松本市立病院（公立）

　1948年に村立の波田診療所として開設された。その後増床により、1985年に150床の町立の波田総合病院となり、2010年の松本市との合併を経て2012年に松本市立病院に改称した。内科、外科の他、産婦人科、小児科など27診療科を標榜する。松本広域圏で唯一の自治体立病院であり、第二種感染症指定医療機関でもある。コロナ診療の中心として、ステージに応じて、パターンA（10人受け入れ）、B（16人受け入れ）、C（37人受け入れ）体制で治療にあたり、1年間で175人の新規入院患者を受け入れてきた。コロナに罹患した小児や妊産婦の受け入れ病院でもある。第3波では連日30人以上の入院患者が続く中、職員6人の病棟内感染という苦難に見舞われた。感染対策を強化し、第4波、5波でも37人受け入れ体制を敷き、8月は1か月で過去最高となる123人の患者を受け入れた。

【病院情報局2018年度データ】

　総病床数199床（うち一般病床数193床、感染症6床）

　医師数（常勤換算）37.9人、看護師数（常勤換算）180.7人

　入院患者数（1日平均・一般病床のみ）157人、外来患者数（1日平均）433人

社会医療法人財団慈泉会　相澤病院（民間）

　1908年に相澤医院創設。1952年に相澤病院として開院した。2001年に県内で初めて地域医療支援病院としての承認を受け、中信地区の民間病院としては最大規模である。年間で6,000件以上（2019年）の救急搬送を受け入れ、2012年にはがんの先進医療である陽子線によるがん治療を行う新施設「陽子線治療センター」を甲信地方の医療機関として初めて導入した。松本モデルでは、救急医療の中核を担った。2020年12月末に、同院の救命救急センターを発端とした院内感染に見舞われたが、早期に収束させ救急医療体制を堅持した。第5

波では中等症用に 15 床、重症用に 3 床を開設した。

【病院情報局 2018 年度データ】

　総病床数 460 床（うち一般病床数 460 床）

　医師数（常勤換算）141.8 人、看護師数（常勤換算）434.8 人

　入院患者数（1 日平均・一般病床のみ）407 人、外来患者数（1 日平均）763 人

まつもと医療センター（国立）

　2008 年に経営母体を同じくする国立松本病院と中信松本病院が組織統合してできた病院である。独立行政法人国立病院機構が運営する。松本広域圏では年間におよそ 2,000 件（2019 年）の救急搬送を受け入れており、相澤病院、安曇野赤十字病院に次ぐ。県立信州医療センターとともに結核病床を有する感染症指定医療機関でもある。松本モデルでは、当初、重症者を 8 床受け持つ計画であったが、第 3 波の感染爆発に即応し 15 床まで拡充するとともに、軽症から重症者まで幅広く受け入れを行った。第 5 波では、さらに診療体制を強化し、早期から抗体カクテル療法を導入した。

【病院情報局 2018 年度データ】

　総病床数 458 床（うち一般病床数 437 床、結核 21 床）

　医師数（常勤換算）59.4 人、看護師数（常勤換算）349.6 人

　入院患者数（1 日平均・一般病床のみ）374 人、外来患者数（1 日平均）525 人

松本協立病院（民間）

　1974 年に社会医療法人中信勤労者医療協会が運営する病院として開設された。特に心臓血管外科での手術数は県内でも有数の実績を持ち、24 時間体制で心臓カテーテル検査、緊急手術に対応するなど循環器疾患を強みとする。コロナ診療では、発熱外来、疑似症対応に注力し、第 3 波以降は入院患者用に、3 床を開設した。

【病院情報局 2018 年度データ】

　総病床数 199 床（うち一般病床数 199 床）

医師数（常勤換算）23.3 人、看護師数（常勤換算）197.7 人

入院患者数（1 日平均・一般病床のみ）151 人、外来患者数（1 日平均）504 人

安曇野赤十字病院（公的）

1951 年に当時の南安曇郡内の組合立病院が、日本赤十字社に移管されて設立された。2006 年に豊科赤十字から改称、2010 年に現在地に新築された。年間に相澤病院に次ぐ 2,300 件（2019 年）の救急搬送を受け入れるなど、人口 9.7 万人（2020 年）の安曇野市を中心に長年、地域の中核病院として機能してきた。2019 年に厚労省が公表した 424 の統合・再編が必要な公的病院の 1 つとされ、医師の離職等もあり厳しい体制の中、1 月 10 日から 4 床開設し、その後の患者増により 8 床まで拡充した。第 5 波ではさらに 12 床まで増床した。

【病院情報局 2018 年度データ】

総病床数 316 床（うち一般病床数 316 床）

医師数（常勤換算）51 人、看護師数（常勤換算）256.2 人

入院患者数（1 日平均・一般病床のみ）257 人、外来患者数（1 日平均）453 人

社会医療法人抱生会　丸の内病院（民間）

1944 年に石川島芝浦タービン(株)松本工場に診療所として開設された。翌年、丸の内病院に改称。2007 年に現在地に新築移転した。年間の整形外科手術件数が 2,000 件（2019 年）、分娩数が 654 件（同）など、運動器疾患、産婦人科疾患の診療を強みとする。一般診療を維持する立場から、コロナ入院患者の受け入れはなかった。骨折や外傷など運動器疾患の救急患者を積極的に受け入れた。

【病院情報局 2018 年度データ】

総病床数 199 床（うち一般病床数 199 床）

医師数（常勤換算）39.8 人、看護師数（常勤換算）173.2 人

入院患者数（1 日平均・一般病床のみ）121 人、外来患者数（1 日平均）369 人

医療法人藤森医療財団　藤森病院（民間）

　1889年に民間の松本病院として開院した。1925年に市立松本病院（現在の信州大学附属病院）が設立されることになり、藤森病院と改称した。松本市街地の中心に位置し、「地域のかかりつけ病院」として内科、外科診療を主に行っている。規模的にコロナ患者の受け入れは困難とし、後方支援の役割を担った。

【病院情報局2018年度データ】
　総病床数69床（うち一般病床数69床）
　医師数（常勤換算）10.6人、看護師数（常勤換算）51.2人
　入院患者数（1日平均・一般病床のみ）42人、外来患者数（1日平均）172人

信州大学附属病院（国立）

　1945年に松本医学専門学校附属病院として開院した。現在、外科、内科をはじめとして32診療科を標榜し、長野県唯一の国立大学病院である。特定機能病院としての役割を果たしている他、災害拠点病院、都道府県がん診療連携拠点病院、高度救命救急センター、地域周産期母子医療センター、長野県災害派遣医療チーム（長野県DMAT）指定病院、難病医療拠点病院など全24の指定を受けている。コロナ診療では、全県対応も担い、人工呼吸器管理や、ECMO治療など最重症例の治療にあたった。

【病院情報局2018年度データ】
　総病床数717床（うち一般病床数717床）
　医師数（常勤換算）480.7人、看護師数（常勤換算）721.2人
　入院患者数（1日平均・一般病床のみ）524人、外来患者数（1日平均）1467人

県立こども病院（県立）

　1993年に県内で唯一の総合周産期母子医療センターと、小児救命救急センターの認定施設として開院した。2019年には当時世界最小と言われた258gの

児が生まれ、無事退院したことも報道された。心臓外科手術の件数が多いのも特徴である。信州大学附属病院と同様、全県対応となったが、県内でも第5波まで小児の重症例はなく、コロナ小児患者の受け入れはなかった。

【病院情報局2018年度データ】

　総病床数200床（うち一般病床数200床）

　医師数（常勤換算）89.3人、看護師数（常勤換算）271.2人

　入院患者数（1日平均・一般病床のみ）153人、外来患者数（1日平均）258人

2019.12. 8	中国・武漢市で原因不明の新型肺炎が初めて報告
2020. 1. 9	WHO、声明で新型コロナウイルスが原因と公表
16	国内最初の患者発表（神奈川県在住・30代男性、武漢市渡航歴あり）
28	国、新型コロナウイルス感染症を指定感染症（2類相当）指定
31	WHO、緊急事態宣言「国際的に懸念される公衆衛生上の緊急事態」を発令
2. 3	クルーズ船「ダイヤモンド・プリンセス号」横浜港に到着
11	WHOがCOVID-19（Coronavirus disease 2019）と命名
16	クルーズ船の感染者1人を受け入れ。「6人受け入れ体制」スタート
25	県内最初の患者発生（松本保健所管内、60代男性、北海道滞在歴あり）【第1波】
27	松本医療圏7病院長会議
28	臨時診療会議
3.11	WHOがパンデミックを宣言（中国からイランやイタリア、スペインなど欧州に感染拡大）
12	発熱外来開設
31	マスク、フェイスシールド、ガウンなど防護具不足が深刻化。マスクは配給制に
4. 2	世界で感染者が累計100万人超え。米国が最多
7	政府、1回目の緊急事態宣言を発令
9	松本市新型コロナウイルス感染症対策専門者会議・医療福祉部会
10	家族内発生など患者急増で「16人受け入れ体制」に移行
13	タブレット端末を利用したオンライン診療開始
17	緊急記者会見「当院の新型コロナ対策における診療体制の強化について」
18	全国の感染者が累計1万人超え
25	松本広域圏救急・災害医療協議会▶「松本モデル」成立
29	ステイホーム週間（～5月6日）
5. 7	発熱外来に県の「外来・検査センター（PCR検査センター）」併設
6. 1	院内PCR検査開始
7. 9	北海道、首都圏で再び感染拡大。都内では「夜の街」感染が急拡大
11	県内で6月18日以来の患者発生。都市部の歓楽街で感染が拡大【第2波】
22	「Go to トラベル」キャンペーン開始
23	面会全面禁止
29	全国の新規感染者が初めて1000人超え
8. 4	県内の北信、上田、佐久3広域圏の警戒レベル「3」に引き上げ
28	圏域外（長野市、上田保健所管内）からの患者受け入れ開始
9. 1	県内初の新型コロナウイルス感染症による死者が報告
10. 9	発熱外来の屋内への移設工事開始
30	全国の感染者が累計10万人超え
11.12	北海道や東京、名古屋、大阪など大都市圏の歓楽街で感染が再燃【第3波】
23	3連休中、観光地は大勢の人出。「Go to」中止を求める声も
24	県内全域の警戒レベル「3」に引き上げ
12. 7	北海道、大阪では看護師不足が深刻化。自衛隊に派遣要請
18	3、5階病棟の空調工事完了、院内の陰圧室が計12部屋
27	県選出の羽田雄一郎参院議員が新型コロナ肺炎で急逝
29	相澤病院が記者会見で院内感染発生を公表
30	市内高齢者施設でのクラスター発生を受け「25人受け入れ体制」に移行
2021. 1. 1	新規感染者が都内で1000人、全国で4000人超え。歯止めがかからない状態に
4	高齢者施設のほか帰省、観光、会食をきっかけとしたクラスター発生
7	政府、2回目の緊急事態宣言を発令
8	病棟は26人が入院しオーバーフロー状態。松本市の警戒レベル「5」に引き上げ

2021.	1.13	全国の感染者が累計30万人超え
	14	県、1回目の医療非常事態宣言を発令
	15	**第3波の爆発的な患者急増に対応し「37人受け入れ体制」に移行**
	17	**入院稼働患者数36人（確定患者33人、疑似症患者3人）、稼働率97%**
	18	**入院利用患者数30人、利用率81%（第3波で最多）**
	19	全国の1日の死者が初めて100人超え
	26	**感染症病棟に勤務する職員5人の感染判明**
	2.11	県内の新規感染者が3か月ぶりゼロに
	17	医療従事者を対象に予防接種法に基づく臨時ワクチン接種開始
	3. 7	首都圏（1都3県）の第3波「下げ止まり」で、緊急事態宣言延長
		職員へのワクチン接種開始
	18	北信地区で感染再拡大、長野広域圏をレベル「4」に引き上げ【第4波】
	25	宮城、山形、愛媛、沖縄など地方の県でも感染拡大
	4. 1	変異株（アルファ株）が関西中心に急拡大。兵庫県では感染者の8割がアルファ株に
	5	宮城、兵庫、大阪の1府2県に緊急事態宣言に代わる「まん延防止等重点措置」適用
	13	大阪府の新規感染者が初の1000人超え。東京を上回る日が続く
	23	**松本広域圏のレベル4引き上げを受け、再び「37人受け入れ体制」に移行**
	25	政府、3回目の緊急事態宣言を発令
	26	全国の死者が累計1万人超え
	5. 1	変異株（デルタ株）による感染が続くインドで新規感染者が40万人超え
	7	県内感染者が累計4000人超え、うち1000人は直近30日間の発生。アルファ株が猛威
	10	**1日の発熱外来受診者が50人超え**
	24	**入院利用患者数26人、利用率70%（第4波で最多）**
	28	沖縄県で連日の新規感染者が300人超え。東京、大阪をしのぐ勢い
	6. 1	ワクチン接種が進む英国で前年3月以来死者が1年ぶりにゼロ
	7. 1	**松本広域圏のレベル2引き下げを受け「16人受け入れ体制」に縮小**
	8	東京オリンピックの無観客が決定
	12	「リバウンド」で感染再拡大した東京都に4回目の緊急事態宣言を発令【第5波】
	14	都内の新規感染者が1000人超え。半数がデルタ株と判明
	15	全国の死者が累計1万5千人超え
	19	**首都圏の感染が地方へも波及、松本広域圏でも感染者漸増**
	23	東京オリンピック開幕
	29	全国の新規感染者が初めて1万人超え（デルタ株がまん延）
	30	県の新規感染者が35人となり、5月25日以来の最多を記録
	8. 5	都内の新規感染者が5000人超え
	6	全国の感染者が累計100万人超え
	8	**宿泊療養施設からの緊急入院が増加**
	13	全国の新規感染者が2万人超え（過去に経験のないスピードで急拡大）
		県内の新規感染者が初の100人超え
		松本広域圏でも加速度的に感染が拡大し「37人受け入れ体制」に移行
	20	県、2回目の医療非常事態宣言を発令
	21	**入院利用患者数30人、利用率81%（第5波で最多）**
	23	**発熱外来が過去最多67人を記録**
	27	全国の重症患者が2000人超え。デルタ株の感染が深刻
	30	**入院稼働患者数34人（確定患者34人、疑似症患者0人）、稼働率92%**
	31	世界の感染者が累計2億2000万人、死者累計450万人（死亡率2%）

■松本市立病院関連　　■世界的な節目　　■国の大きな動き

あとがき

　2020年12月末に日本病院会会長で相澤病院を運営する慈泉会の相澤孝夫先生が、民放番組で松本広域圏の医療連携体制を「松本モデル」として紹介されました。さらに、年明けの2021年1月にはNHKの全国ニュースをはじめ主要な民放番組や、大手全国紙でも取り上げられ、病院間の機能連携モデルとして一躍有名になりました。しかし、脚光を浴び華やかな報道の一方で、年末年始はまさに「松本モデル」は試練の時を迎えていました。

　2020年11月中旬以降、全国で急拡大する第3波の中、市立病院では日に2、3人の新規入院が続いていましたが、重症者は少なく松本モデルも計画通りに進んでいました。12月下旬まで松本広域圏で発生した患者や、他の医療圏からの依頼患者はすべて市立病院で受け入れていました。4月の「松本モデル」の成立以後、幸いにも重症化のためまつもと医療センターに転院したのは5人にとどまっており、信州大学附属病院では県レベルで重症患者のECMO（人工心肺）治療が行われていました。一方、相澤病院は市立病院の2次救急患者を受け入れるなど、救急医療に専念することで広域圏の診療体制が維持されていました。

　ところが、2020年年末に発生した高齢者施設でのクラスターをきっかけに重症患者が急増し、様相は一変しました。年明けには別の高齢者施設（グループホーム）でクラスターが発生し、帰省者や観光客の感染も加わり市内だけでも連日15人前後の発生が続き、感染爆発（ステージ4）となりました。さらに、救急医療の要であった相澤病院で院内感染が発生し、救急患者の受け入れを一時停止する事態に陥り、圏内の医療提供体制は危機的な状態を迎えていました。市立病院にも毎日4〜5人の新規入院があり37床の病棟は満床状態が続き、松本モデルの根幹

を揺るがす深刻な状況となっていました。

　松本モデルは、コロナ診療で中心的な役割を果たす病院（市立病院）と、コロナ禍であっても遅滞の許されない救急医療・がん診療を維持する病院（相澤病院）の2本柱を骨格とし、他の病院群が規模や機能に応じて2病院を支援していく構図になっています。松本広域圏（人口42万人）には、317の一般診療所と26の病院（2018年11月時点）があり、今回は感染症に関わる九つの病院が一つの医療チームとして連携体制を構築しました。100年に一度と言われる未曾有の危機に対応すべく、協議を開始してからわずか2か月で、しかも第1波の最中の4月にすでに第3波までを想定した病院間での役割分担ができたことは特筆に値します。

　年末年始の相澤病院での院内感染、そして第3波の収束間際に市立病院で発生した職員の病棟内感染など試練に見舞われましたが、まつもと医療センターが感染爆発に即応してコロナ病床を拡充、他の病院群も救急患者を受け入れるなど修正が行われ、医療危機を回避することができました。さらに第3波の教訓をもとに「新松本モデル」ができ上がり、第4波以降と対峙することになりました。

　翻って、呼吸器内科医も感染症専門医もいない地方の小病院が、なぜ、どの様にして37人受け入れ体制を築くことができたのか——。私は多くの職員が前身である波田総合病院から引き継がれたDNAを持ち合わせていたからだと考えています。

　2010年に松本市に合併される前の、波田総合病院は旧波田町を中心

に、松本西部地域にはなくてはならない病院でした。松本の中心市街地から車で30分以上離れた医療資源の乏しい中山間地にあって、救急医療・がん診療はもとより、へき地診療所支援、小児、周産期医療など政策医療も担ってきました。公立、民間を問わず西部地域唯一の病院であり、地域住民の声や生活に直接触れる機会も多く、医療者として「地域住民に寄り添い支えていく」精神が多くの職員の間で醸成されていたように思います。

　病院機能評価の受審や電子カルテの導入、総合診療科の開設など他院に先駆け、進取の精神も大切にしてきました。合併後、対象が24万人（松本市）、42万人（松本広域圏）に拡がっても、地域の皆さまと歩む精神は変わらず脈々と受け継がれていました。良くも悪くも使われる企業風土という言葉。病院も同様で、それぞれ「病院風土」があります。風土はその地域の気候や生活習慣などに根ざし自然発生的である一方で、地域住民の病院への関わりや期待によって変化し、長年にわたって培われ形成されていく気質や人格のようなものです。市立病院も1948年に国保直営診療所として開設以来、70年以上にわたって地域の皆さまに育てていただき現在があります。

　最後に、総合診療科の最前線でコロナ診療に関わってきた看護師が、2021年2月29日に地元の新聞に投稿した記事を紹介させていただきます。多くの市民、また、団体・企業の皆さまからは、たくさんのご支援や応援をいただき本当にありがとうございました。

応援と激励に感謝

竹内亜矢子

　新型コロナウイルスが世界中で猛威を振るい、職員には行動制限がかかり、徹底した感染対策の生活となって1年余りが経過しました。松本地域でも年末年始にかけて急速に感染が拡大し、職員の緊張感と疲労は限界に達していました。

　コロナ禍ではさまざまな人間模様を目の当たりにしてきました。漠然とした不安がいら立ちとなって攻撃的になる人や、抑うつ状態になって生活に支障をきたす人、家族の誕生や死去に立ち会えず貴重な時間を奪われた人もいます。医療者の中には疎外感や孤独を感じている人、家族の健康を気にして複雑な思いで仕事をする人もいました。そして、仲間の体調不良は、つらさや不安でいたたまれない思いでした。

　ですが、病院内の壁には市民の皆さまからの感謝と、子供たちからの応援のメッセージが掲載され、職員の心の支えとなっていました。そして、企業や近隣の皆さまからはお弁当や飲料などの差し入れ、石けんやお菓子など、たくさんのお気持ちが沈黙の休憩室を明るくし、心を温めてくれました。先日は、厳寒の中で沿道に立ち、大きな声で激励してくださる方々がいました。コロナ感染が小康状態となった今、私たち職員が地域の皆さまからどれほどの勇気とエネルギーを頂いてきたのか、そのありがたさに胸が熱くなります。心から感謝するとともに、これからも「笑顔」と「安心」と「元気」を還元していきたいです。

（総合診療科看護師）

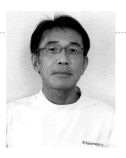

中村 雅彦(なかむら・まさひこ)

1959年、諏訪郡下諏訪町生まれ。自治医科大卒業後、同附属病院などでの研修を経て松本市立病院の前身・波田総合病院に勤務。96年に脳神経外科科長、2005年に診療部長、08年に副院長。20年3月から院長。

松本市立病院

1948年開設の国保直営診療所が前身。旧東筑摩郡波田町の波田総合病院として85年に現在地に建設され、2010年の合併で松本市が継承。18年10月に215床から199床に病床数を減らし、地域密着型でかかりつけ医としての機能も持つ在宅療養支援病院に転換した。27診療科を標榜する松本西部地域の基幹病院でもある。現在、移転による新病院計画が進行中。

新型コロナ医療崩壊を防げ

「松本モデル」の挑戦

| 2021年10月31日 | 初版発行 |
| 11月30日 | 第2版発行 |

著 者　　中村　雅彦
編 者　　松本市立病院 新型コロナウイルス感染症対策本部
発行所　　信濃毎日新聞社
　　　　　〒380-8546　長野市南県町657番地
　　　　　電話026-236-3377　ファクス026-236-3096（出版部）
　　　　　https://shinmai-books.com/
印刷製本　大日本法令印刷株式会社